O MÉTODO CORPO INTENÇÃO

CIP-BRASIL. CATALOGAÇÃO NA PUBLICAÇÃO
SINDICATO NACIONAL DOS EDITORES DE LIVROS, RJ

C35m
Castro, Denise de
O método corpo intenção : uma terapia corporal da prática à teoria / Denise de Castro. - São Paulo : Summus, 2016.
192 p. : il.

Inclui bibliografia
ISBN 978-85-323-1052-1

1. Fisioterapia - Tratamento. 2. Corpo humano. I. Título.

16-35283 CDD: 615.82
CDU: 615.8

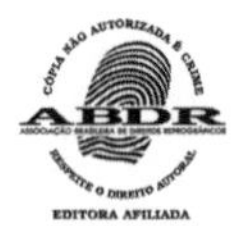

O MÉTODO CORPO INTENÇÃO

Uma terapia corporal da prática à teoria

Denise de Castro

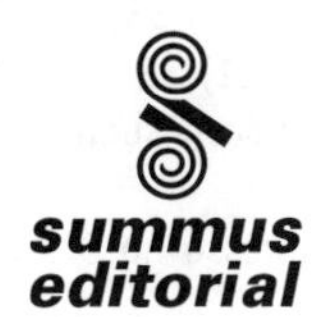

O MÉTODO CORPO INTENÇÃO
Uma terapia corporal da prática à teoria

Editora executiva: **Soraia Bini Cury**
Assistente editorial: **Michelle Neris**
Assessoria de escrita: **Ana Lúcia Tinoco Cabral**
Ilustrações: **Rafael Terpins**
Desenhos "Homem em pé" e fotos: **Denise de Castro**
Diagramação e projeto gráfico: **Santana**
Impressão: **Intergraf**

Summus Editorial
Departamento editorial
Rua Itapicuru, 613 – 7º andar
05006-000 – São Paulo – SP
Fone: (11) 3872-3322
Fax: (11) 3872-7476
http://www.summus.com.br
e-mail: summus@summus.com.br

Atendimento ao consumidor
Summus Editorial
Fone: (11) 3865-9890

Vendas por atacado
Fone: (11) 3873-8638
Fax: (11) 3872-7476
e-mail: vendas@summus.com.br

Impresso no Brasil

Sumário

Prefácio

Posturar-se e falar no próprio nome demandam sintonia fina.

Denise de Castro optou por centralizar sua visão na postura ereta, nos COMOS da organização e do amadurecimento de um corpo. Essa é uma afirmação que, no ato, enraíza o corpo de quem está falando e de quem está lendo. Escrever sobre o corpo falando diretamente ao corpo é um desafio.

Com essa escolha, Denise mostra imediatamente como selecionou em seu estudo e em sua prática educativa e clínica do corpo o que lhe importa para iluminar um foco e instrumentalizar ações: estamos em pé, somos corpos, fazemos parte de um processo evolutivo que desembocou na possibilidade de realizar sua potência na postura ereta. Esse recorte já conduz à escolha de certa anatomia, de certa noção de desenvolvimento, de certa escolha e manejo técnico de camadas do funcionamento somático e ao exercício de determinada concepção de sujeito. Cria-se, assim, um fio condutor entre pensamento, ações, referências, influências, ambientes vinculares de trabalho e cenas descritas.

Situar-se dentro da história e das histórias, nesse campo de construção permanente, é uma estratégia; Denise já nos avisa que este livro não é um manual fechado, mas um diálogo em andamento com o leitor.

A relação do corpo com a oralidade é imediatamente sentida nas narrativas que se entrelaçam: uma história da evolução e do pensamento corporal; história de autores que se aventuraram em seu tempo, questionando como os corpos humanos se organizam e como melhorar sua funcionalidade; histórias de vida de crianças e adultos, de corpos que se narram por meio de suas estruturações; história de afetos, de trajetórias; histórias de encontros e experiências de uma fisioterapeuta com seus autores, mestres, pacientes e consigo mesma. Sua escrita na primeira pessoa lembra continuamente ao leitor que somos corpos eretos, mas também corpos que falam.

Trata-se ainda de um livro de abundância, visivelmente difícil de enxugar, destinado a prosseguir se autosselecionando na expressão do que compreende como processo somático e do que se vê, do que se inventa, do que se colhe nos diálogos para prosseguir dizendo como é ser o facilitador da continuidade de um corpo, o acompanhante, o cuidador.

Muitas referências e inúmeras experimentações foram necessárias, até aqui, para aproximar essas duas margens difíceis de colocar em comunicação e interação: um trabalho técnico eficaz e uma conexão real com o sujeito ali presente. O(s) QUEM(NS) daquele encontro, daquelas ações que tecem o encontro... Quem cuida, quem brinca, quem ampara, quem coloca bordas, quem busca o cuidado, quem é trazido... Vidas que se cruzam.

Atitude longe daquela puramente derivada da relação médico-paciente. Muito longe do ato médico, sem dúvida. Um caminho inusitado para a fisioterapia: distante das classificações simplistas, das artimanhas psicologizantes para flagrar o agente sendo quem é. Um amadurecimento de si para reconhecer que no sintoma existe um modo de viver, uma personalidade somática em andamento.

O objetivo de Denise é descrever a aplicação vincular de um método, fruto da articulação de outros métodos, uma comunicação nos gestos, do fazer as coisas, do interagir corporalmente, seja por meio de procedimentos, de jogos, de técnicas, de manipulação ou de conversa. Do habitar o mesmo ambiente, do respirar junto a mesma atmosfera, do compartilhar a corporificação, o mundo da linguagem e da imaginação.

Temos neste livro a transmissão e a sistematização de uma múltipla experiência no ambiente do próprio trabalho da clínica – compreendida como um laboratório vivo, na tradição dos pesquisadores independentes que criaram a educação somática.

Celebra-se o valor do estudo, da liberdade de experimentação, da prática repetida, das anotações cotidianas. Um processo criativo na linhagem dos grandes mestres que transformaram, em seu tempo, sua condição de vida em métodos – Joseph Pilates, Ida Rolf, Elsa Gindler, Gerda Alexander e tantos outros que pesquisaram a fisicalidade em condições difíceis da vida real, sobretudo entre as duas grandes guerras.

Cada método articulado no interior do Método Corpo Intenção oferece uma chave de entrada para a compreensão e o manejo de diferentes camadas da trama somática em seu conjunto de estruturas e respostas.

A escolha de seus mestres e métodos indica como Denise concebe a vivência de si de cada um, em seu destino maturacional, à plena postura ereta, em camadas.

Nessa escolha, a fisioterapeuta se afirma na visão da importância do equilíbrio, da coordenação motora, na sustentação da excitação, no amadurecimento do tônus, na apropriação da força que nos move.

Porém, diferentemente dos métodos articulados, é a inclusão dos conceitos e dos modos de conceber o processo somático desenvolvidos por Stanley Keleman, autor de *Anatomia emocional* e outros livros interarticulados, que nos orienta por meio das camadas do processo da corporificação de si, em sua concepção de processo formativo. É o que permite a passagem para o sujeito somático na continuidade da sua construção existencial por intermédio do vivido e dos vínculos – passagem tão desejada pelas educações somáticas.

As lógicas do interjogo das camadas embriogenéticas, da excitação biológica produzida pelas interações intersubjetivas, da ativação das respostas neuromotoras, do reconhecimento dos padrões de respostas, gerais e localizadas que compõem os comportamentos, em Keleman, nos permitem o acesso à linguagem, ao sentido nas formas somáticas e à estruturação da experiência como um corpo singular.

Keleman considera a postura ereta, escolhida por Denise, o eixo do seu pensamento, a marca do humano e também do adulto, isto é, do humano em seu pleno amadurecimento somático e emocional. Diz ele: "Aquilo que é concebido é um adulto". Essa afirmação lapidar leva-nos a visualizar imediatamente nosso destino somático de desencadear continuamente formas, do feto ao velho, e nos permite compreender as disfunções posturais e estruturais não como defeitos a ser ortopedicamente corrigidos, mas como fragilidades do desenvolvimento vincular a ser cuidadas e amparadas, em interações finas, no ambiente terapêutico.

O espaço terapêutico, então, no sentido da narrativa de Denise, passa a ser captado como um acontecimento, em suas simultaneidades, que requer uma linguagem dramatúrgica para ser transmitido em seus diálogos, coreografias, cenografias, gestos, ações. É nesse exato momento que o técnico vira existencial, o exercício surge como cena real e a cura volta a ser uma arte compartilhada.

Regina Favre
Laboratório do Processo Formativo

Apresentação

A possibilidade de escrever um livro gerou em mim um conflito; não sabia se a forma cumpriria a função pretendida. Colocar minha experiência, minhas observações e meus saberes em um livro seria capaz de fazer compreender a função e alcançar um maior número de pessoas com a profundidade que eu desejava? Seria a forma, unicamente, capaz de garantir minha imagem? Essas questões apareceram porque não acredito que as palavras, sem a experiência do vivido, cumpram sua função de *in-formar*. Claro, alguma informação é passada, mas poderá formar uma pessoa? Apesar de minhas dúvidas, meus alunos, pacientes, familiares e amigos estimularam-me a procurar uma maneira organizada para expor o meu trabalho. Organizar minhas ideias em um livro no qual eu pudesse também incluir pessoas com um pensamento solitário, como aprender e assumir o ser singular.

Ser singular implica reconhecer a diferença como elemento constante e presente nos ambientes, nos acontecimentos e nas relações; a diferença observada como realidade biológica e histórica, mais que simplesmente palavras e pensamentos. Refiro-me à singularidade e à diferença definidas com base em limites e possibilidades determinados pela evolução da espécie e pelos processos históricos pessoais e coletivos, revelando um ser corporal, cognitivo e emocional.

Assumir e integrar as diferenças demanda conhecimento da própria singularidade reconhecida e experimentada no corpo. É, sem dúvida, uma tarefa difícil quando tudo ao redor nos empurra para uma sociedade massificada que, aparentemente, deseja as mesmas coisas e precisa do idêntico para se reconhecer. As normas, os padrões estéticos, a saúde ou a doença tornaram-se uma forma de regulação social e punem aqueles que não estão ajustados a eles. Trata-se de uma sociedade de massas que, diante do diferente, incita a exclusão, o temido predador social presente na família, na escola e na rua.

Com o avanço da tecnologia e da ciência, o corpo passou a ser conhecido minuciosamente. Esse conhecimento, no entanto, diz respeito ao corpo como imagem, como objeto distante da sua verdade subjetiva; um corpo que materializa o poder. Penso em um corpo-canal, que absorve, processa e devolve continuamente, não sendo apenas um corpo social baseado na imagem. O corpo-canal estabelece comunicação, transporta e vive em rede; o corpo "meu", quando segue sendo "eu", sente e ressente, isto é, afeta e é afetado o tempo todo pelos ambientes, pelos acontecimentos e pelas pessoas. O corpo meu/canal, sendo "eu", prossegue inquieto e sensível no encontro com outros corpos.

Este livro/forma pretende apresentar e explorar um problema identificado em minha prática profissional, tanto teórica como experimental: como amadurecer sem o diálogo com o diferente? Como a experiência vivida no e pelo corpo pode contribuir com o amadurecimento?

Pretendo apresentar o corpo como fonte de conhecimento, como sala de aula na qual as experiências vividas e processadas são apropriadas e passam a constituir realidade, somando à biologia e à história uma trajetória pessoal e singular, promovendo a construção de si mesmo.

A partir de meu trabalho e dos estudos que realizei, compreendi que o poder do amadurecimento está inscrito, entre outras instâncias, na forma do homem em pé e na potência de deslocamento. Falarei longamente sobre essa potência evolutiva e vincular, convidando você, leitor, a pensar no que falta para o ser humano finalmente passar da quadrupedia para a bipedia.

Ao me formar em Fisioterapia, no ano de 1984, encontrei dificuldade de definir em que área do setor atuaria. Naquele tempo, de forma mais acentuada do que hoje, a atuação entre os fisioterapeutas era fragmentada, sendo o atendimento dirigido à doença e não ao doente. A arena de combate era estabelecida entre médicos e os chamados paramédicos: fisioterapeutas, psicólogos, enfermeiros. Nesse embate, o médico detinha o poder por meio do saber maior. Aos poucos, técnicas como RPG, ginástica holística e GDS, entre outras, foram aparecendo e retirando da medicina a hegemonia do saber fazer. A partir desses novos métodos, o médico segue, com grande importância, sabendo diagnosticar e tratar dentro da medicina; sabe também o que não deve ser feito diante do problema detectado, porém não determina mais o tratamento fisioterápico. Essas mudanças são visíveis entre profissionais que realizam estudos continuados. Nesse novo contexto, o fisioterapeuta pode atender com sua sabedoria e definir o contorno do tratamento. Em comum, nas técnicas citadas, encontram-se o foco no atendimento ao doente e não mais à doença e o reconhecimento da unidade corporal. Apesar de grandes mudanças, para mim ainda faltavam integração e relação, que encontrei ao dialogar com autores de outras áreas.

Nesse percurso, acompanhada por vários mestres e pessoas que precisavam de mim, desenvolvi meu modo de trabalhar. Meu trabalho está apoiado em quatro estruturas e na relação entre elas: os métodos e seus autores; minhas observações e orientações; minha atuação com meus alunos e pacientes; e os acontecimentos e ambientes aí gerados. Reconheço, portanto, a influência dos autores citados no texto; uso seus ensinamentos, respeito-os, agradeço a eles e, por fim, diferencio-me deles.

Devo dizer também que preciso daqueles que me procuram, seja para aprender comigo, seja para aliviar uma dor que os impede de continuar aprendendo. Preciso deles para continuar aprendendo também. Aqui, entre mim e os mestres, os pacientes e os alunos, inicia-se o diálogo.

Finalmente, espero que meu texto provoque as pessoas, promovendo uma reação viva, corporal, inspirando-as na busca da vitalidade geradora de mais aprendizado e maturidade.

Introdução

Inicio nossa reflexão pensando em parte do que gera tantas diferenças na adoção das "posturas". Digo parte do que gera porque existem várias doenças que podem alterar a obtenção da posição em pé mais econômica e ajustada. Refiro-me aos desenvolvimentos ditos normais que, apesar da normalidade, direcionam-se para variações que contrariam as definições dos livros de biomecânica.

Se os estudos da biomecânica são tão conclusivos sobre a melhor forma para estar em pé e se locomover, por que há pessoas com posturas tão diferentes? Evitando o julgamento, olhe ao redor e reconheça que nosso corpo, seus gestos e movimentos já começam um diálogo sem palavras. Experimente olhar como faria um bebê, com curiosidade, isto é, sem se antecipar em definir ou determinar padrões e conceitos. Apenas olhe, observe, sinta.

O bebê, ao nascer, tem de se haver com três importantes presenças que o acompanharão ao longo da vida: os vínculos, a aplicação de força sobre si e a ação da gravidade. Dentro do útero, o vínculo era pleno, o movimento, mínimo e a ação da gravidade, quase inexistente. Ao nascer, o bebê inicia seu caminho como agente e sujeito, passando a exercer ações sobre si mesmo geradoras de gestos e movimentos. Diante dessa constatação, uma necessidade conflita com a outra, isto é, quanto melhor administramos o corpo diante dos efeitos da ação da gravidade e do melhor uso de si, mais temos capacidade de nos afastar ou nos aproximar das pessoas e dos objetos vinculares.

Como regular a excitação diante do encantamento do novo sem perder os vínculos que promovem a sobrevivência? Como esperar e regular a produção de excitação antes de agir, gerando respostas? De que forma o organismo pode se regular diante dos excessos e faltas? Como crescer singularmente dentro dos ambientes sociais?

Sendo esse desenvolvimento tão complexo, podemos entender os tropeços e confusões, ilustrados nas posturas físicas, comportamentais e cognitivas.

Com base nessa observação, iniciei minha pesquisa para entender os problemas que surgem no consultório e atuar melhor diante deles. Minha formação em fisioterapia não bastava e não cumpria com minha motivação. Parti, então, em busca do diálogo com o diferente.

A investigação de Lucy, fóssil feminino de *Australopitecus* com mais de três milhões de anos, cujo ângulo da articulação do joelho mostrou que se tratava de um hominídeo bípede, indicou que a verticalização do homem iniciou-se pela cabeça, seguida do tórax e da bacia, até que ele ficasse em pé. Algo parecido se repete com o bebê, que primeiro sustenta a cabeça, depois o tórax e, então, a bacia, as pernas e os pés. Essa herança tem no homem em pé, e na organização dos pés, pernas e bacia na relação com o chão, de baixo para cima, seu desafio maturacional.

Ernst Mayr, importante biólogo e autor do livro *O que é a evolução* (2009), ao ser questionado se a seleção natural gera a perfeição, respondeu que Darwin já apontava para uma resposta negativa; afirmou que a seleção natural nunca vai produzir a perfeição, mas uma melhor adaptação às condições existentes. Disse ainda que "a espécie humana foi bem-sucedida, embora ainda não tenha completado a transição da postura quadrúpede para a bípede em todas as suas estruturas. Nesse aspecto, ainda está longe da perfeição" (p. 322). Diante dos diversos problemas na coluna vertebral e nas articulações, devemos concordar com a afirmação de Mayr.

Marie-Madeleine Béziers e Suzanne Piret, psicomotricistas francesas e autoras do livro *A coordenação motora* (1992), desenvolveram uma análise do movimento humano por meio de "unidades motoras", e não mais de articulação em articulação. Seus estudos se dedicaram às considerações da motricidade pela integração de um corpo mecânico e de um "corpo vivenciado": "Não é preciso usar grande força muscular para ficar em pé, estável, mas num equilíbrio adequado. Afinal, o importante não é tonificar, mas colocar os músculos naquela posição de funcionamento em que possam se equilibrar espontaneamente" (p. 11).

Na década de 1970, a fisioterapeuta Godelieve Denys-Struyf desenvolveu seu Método Cadeias Musculares e Articulares por meio da observação dos diferentes tipos de equilíbrio em pé adotados pelos seres humanos: "Nossas estáticas são caracterizadas pela escolha de um tipo de equilíbrio. Acreditamos que essa escolha é uma linguagem, expressão de um modo de ser e de um comportamento" (1995, p. 28). Ela estudou nossa forma original de comunicação, isto é, a linguagem corporal, primeira no processo evolutivo e também no desenvolvimento do bebê. Já nos comunicávamos por sinais, gestos e desenhos quando apareceu a linguagem oral e, posteriormente, escrita.

Stanley Keleman, terapeuta somático e autor do livro *Anatomia emocional* (1992, p. 31), fez importantes reflexões sobre a relação entre a anatomia e os sentimentos: "A postura ereta humana baseia-se na hereditariedade, na intensidade da pulsação interna, na canalização da excitação e na necessidade humana". Ele estudou as influências do estresse emocional sobre a postura em pé, estabelecendo uma relação direta entre forma e função corporais e os aspectos ambientais e emocionais. Apresentou, ainda, a relação e os vínculos como agentes diretos para o amadurecimento do ser humano e para a posição ereta.

Marcelo Semiatzh e Alexandre Blass, respectivamente fisioterapeuta e educador físico, ambos criadores do Método Força Dinâmica e do livro de mesmo nome (2014), afirmam que o importante não é se ocupar da postura, e sim da aplicação correta de força sobre o corpo: "Quando o corpo executa uma ação de força ele sofre uma adaptação, sendo tal adaptação a resultante que determina a forma do corpo", afirma Marcelo (comunicação oral).

Vários estudiosos se preocupam com a problemática do deslocamento e da adaptação do homem; apesar desses estudos, sempre me intrigou a falta de trabalhos de educação somática que investissem mais no homem em pé. São muitas as propostas de atividades em pé, inúmeros os textos e citações que abordam o tema, mas a prática não ilustra isso. Acredito que a falta foi reconhecida e gerou certa reflexão em torno do tema, mas falhou na identificação e na proposta de práticas em pé antes da *performance*, o que pode ser feito sem organizações que estruturem e amadureçam o homem em pé. Essas atividades assim realizadas, com a repetição, desorganizam o todo, envelhecendo precocemente uma forma complexa.

Devemos ter em mente que o corpo humano é composto por camadas distintas que se relacionam e convivem num espaço-tempo determinado pela forma, que é moldada pelo vivido: desejo, intenção, ação, relação e o acontecimento.

Em minha prática, sempre busquei colaborar na busca de um corpo mais consciente, presente, flexível, ágil, macio, forte, equilibrado, econômico, resiliente, funcional. Essas aquisições, no entanto, fora do processo terapêutico, não se sustentavam nem apontavam na direção da independência do adulto, o que me levou a trabalhar mais em pé.

Observei que as pessoas gostavam muito do momento "colo", acontecimento vivido durante as massagens, as manobras e os toques. Nessa hora, alguns sentem-se à vontade para compartilhar fases e situações da vida, enquanto outros permanecem em silêncio e aproveitam o momento. Ao final, todos reconhecem as "afetações" geradas no próprio corpo diante da presença das minhas mãos. Eu precisava definir muito bem se iniciava a sessão com toques ou exercícios, movimentos também importantes para o processo da pessoa atendida – do contrário, havia o risco de não sair do estágio "colo".

Naquele momento, também eu estava diante do amadurecimento, pessoal e profissional. Senti que precisava, queria e quase sabia o próximo passo para meu deslocamento e tive de me desafiar, amadurecer "em pé".

Partindo dessas questões e observações, passei a iniciar e a finalizar as sessões em pé. Percebi o desafio e a rejeição que a novidade trouxe para muitos pacientes. Ficar em pé comigo, frente a frente, reconhecer-se em pé gerou um desequilíbrio que fez sofrer. A proposta não era avaliar a postura em pé, na qual eu, como detentora do saber, ditava o certo e o errado. Também não objetivava malhar e se superar em pé, mas criar um instante refinado de reconhecimento de como a pessoa permanece em pé, momento de se tornar aprendiz de si. O hábito de ficar em pé nos distancia das expressões dessa forma, e, nesse ambiente, inicialmente gerado por mim, podemos perceber e olhar melhor aquilo que o hábito ocultou.

Regular a terapia entre deitado e em pé, passivo e ativo, em silêncio e compartilhando – e outras muitas combinações – tem sido o desafio para terapeuta e pacientes. Desenvolver e definir "os entres", esse é o verdadeiro desafio.

Estando em pé passeando e correndo, adotamos a mesma posição? Quantas variações e combinações de presença seremos capazes de encontrar juntos, terapeuta e paciente? Como a excitação do encontro nos envolve, circula e move?

Em pé, a pessoa fica mais exposta e viva para a relação, de maneira intra, extra e interpessoal. Ao propor esses momentos em pé, ficamos, terapeuta e paciente, frente a frente, ampliando nosso contato e intensificando nossa excitação. Ali, ambos permanecemos mais presentes. A experimentação da excitação nos preenche, reconhecemos o conteúdo e percebemos a tridimensionalidade da forma. A expressão dessa experiência, o compartilhamento e a relação modelam-nos e garantem o continente. Em pé, experimentamos e desafiamos nossos jogos de tensões e suas orientações, aumentamos a intencionalidade e a interação humanas.

1.
Tempo e espaço

Passando pela história da educação física, entenderemos como chegamos até aqui. O conceito de educação física compreende várias disciplinas e alguns autores trabalharam transformando-a em disciplina autônoma. Seu nascimento deve-se principalmente a Jean-Jacques Rousseau (1712-1778) e a seu livro *Emílio, ou Da educação* (2014). Pensando nas primeiras sistematizações das atividades físicas – os métodos ginásticos – como aquelas que estruturaram a denominada educação física, identificamos a influência que ele exerceu sobre a construção dessa área de conhecimento, visto que os idealizadores dos métodos ginásticos se apoiaram em suas ideias para pensar na educação da criança – mais especificamente, do corpo da criança.

Logo após o Renascimento, os exercícios físicos passaram a ser valorizados no desenvolvimento do ser humano. No fim do século XVIII, surgiu a chamada Ginástica Nacional ou Sueca, com os doutores Henrik Ling (1776-1839) e Friedrich Jahn (1778-1852). A Ginástica Nacional pretendia conquistar o aumento e o fortalecimento da saúde e da resistência, a competitividade e os valores morais dos jovens. Eram exercícios masculinos adotados para o treinamento militar. Existia o professor modelo, a repetição mecânica, muito esforço e estímulo à competição, nunca permitindo nem validando as percepções e sensações do próprio corpo.

No fim do século XIX, o budismo oriental iniciou sua influência sobre a forma como os ocidentais compreendem o corpo. Por meio de sua filosofia e prática, influenciou jovens europeus de classe média e alta – que almejavam uma alteração nos modelos sociais e na estrutura que estava impregnada na sociedade nesse período.

Durante essa fase, sob a forte influência da Ginástica Nacional e da presença do budismo oriental, François Delsarte (1811-1871) introduziu a ideia de movimento como meio de expressão do pensamento e da emoção, criando assim uma nova concepção de ginástica e de dança. Delsarte influenciou inúmeros educadores do movimento, como Steele MacKaye, Ted Shawn, Kurt Jooss, Isadora Duncan, Martha Graham, Mary Wigman e Rudolf Laban.

Delsarte visava conectar o conhecimento da linguagem do corpo com a linguagem da alma, desenvolvendo uma investigação dos traços e suas variações de emoções: o amor, a cólera, o medo, a tristeza. Contribuiu com o aparecimento da dança moderna, procurando respostas para o conflito existente, que obrigava o indivíduo a se adaptar às práticas ou formas preestabelecidas. Buscava uma metodologia que respeitasse cada pessoa, unindo suas facilidades e suas limitações. Fugia do que até então se observava em alguns treinamentos do balé clássico ou de qualquer outra atividade física na qual o resultado final era muito mais importante que o processo – o que anulava, por vezes, as limitações individuais a fim de encaixar o indivíduo numa fórmula, com fim de correção. Por meio dos seus estudos, enxergou-se a possibilidade de se aceitar o próprio corpo e de se realizar por meio dele, favorecendo a singularidade e o cuidado consigo mesmo nas práticas corporais.

Delsarte desenvolveu estudos relacionando à voz, ao movimento, à expressão e à emoção do ser humano. Percebeu que a expressão humana é composta basicamente pela tensão e pelo relaxamento dos músculos (*tension and release*), havendo para cada emoção uma correspondência corporal específica. Os termos *tension* e *release* tornaram-se as palavras-chave do método Martha Graham, que reconheceu que o corpo é mobilizado para a expressão. Assim, a extensão do corpo está ligada ao sentimento de autorrealização, sendo o sentimento de anulação acompanhado pelo dobrar do corpo.

No século XX, a psicanálise, influenciada pela psicologia da Gestalt, trouxe novidades às disciplinas ligadas ao movimento humano. Segundo sua teoria, o movimento é a resposta de todo organismo ao estímulo interno e externo; assim, qualquer movimento ou alteração dele influenciará o organismo e a pessoa, seu funcionamento e expressão. Para a Gestalt, o ser humano está sempre em processo de desenvolvimento, sendo a noção de processo algo em permanente movimento ou mudança. A terapia visa ao amadurecimento e à consequente evolução do potencial humano, procurando ampliar esse potencial por meio da integração de nossas partes. Integrando as partes conhecidas e desconhecidas, aquelas que aceitamos e negamos em nós mesmos, vamo-nos reconhecendo e tornando aquilo que realmente somos; em consequência, a vida flui de forma mais saudável. Essas ideias colocaram as mulheres e as crianças diante da necessidade de se mover, fazendo que os educadores explorassem ginásticas mais suaves – ao contrário do que ocorria antes, quando as atividades contemplavam apenas as características masculinas.

Muitos autores, cada qual em sua área, enriqueceram os trabalhos sobre corpo e movimentos: Jaques Dalcroze (1865-1950) na educação musical; Isadora Duncan (1878-1927) na dança; Rudolf von Laban (1879-1958) na ginástica.

Com a Ginástica Rítmica Moderna, método de ginástica feminina originado das ideias de Dalcroze, a ginástica sofreu uma transformação decisiva no período que precedeu a Primeira Guerra Mundial. Ele ressaltava, em suas aulas, que o entendimento não basta: o corpo tem de se ocupar. Desenvolveu um sistema de treinamento de sensibilização musical, denominado eurritmia, o qual tinha a função de transformar o ritmo em movimentos corporais. Rudolf Bode (1881-1970) formou-se na escola de Dalcroze e foi bastante influenciado por ele. Bode acreditava nos exercícios que desenvolviam o movimento natural e total preservando a unidade orgânica do corpo. O método tinha três aspectos importantes: movimentos totais, alternância rítmica e economia do movimento. Movimentos isolados constituíam uma heresia.

Henry Medau (1890-1970) continuou o trabalho de Bode com o nome de Ginástica Orgânica e introduziu pequenos aparatos manuais, como bolas, aros etc. Medau descobriu que, quando um objeto concentra a atenção do sujeito, os movimentos são mais livres, mais naturais, mais orgânicos. Introduziu posturas de ioga na sua técnica, além da preocupação com a respiração.

Ainda no século XX, outros autores enriqueceram os trabalhos corporais: Gerda Alexander e a Eutonia; Moshe Feldenkrais e o Estudo da Sensação; Françoise Mézières e as Posturas Estáticas; Lily Ehrenfried e a Ginástica Holística, Bonnie Bainbridge e o Método Body-Mind Centering, entre tantos outros.

Extremamente influentes no desenvolvimento corporal, duas psicomotricistas francesas, Béziers e Piret, fizeram uma análise brilhante do movimento. Nesse método, o corpo humano e suas funções não são analisadas articulação por articulação, mas por unidades de coordenação. O estudo e a prática foram trazidos ao Brasil por profissionais fisioterapeutas e coreógrafos preocupados com a continuidade do desenvolvimento corporal, entre eles Angela Santos e Ivaldo Bertazzo, cada um seguindo suas orientações.

O Método GDS é bastante visitado por profissionais do corpo. Desenvolvido pela fisioterapeuta Godelieve Denys-Struyf, avalia o indivíduo analisando paralelamente a biomecânica e o comportamento. No Brasil, esse trabalho foi divulgado, inicialmente, por Ivaldo Bertazzo e sua equipe.

Stanley Keleman e a Anatomia Emocional, conhecimento transmitido no Brasil sobretudo pela educadora e terapeuta formativa Regina Favre, ensinam a complexidade de um corpo em camadas e declaram que a anatomia é emocional. Sandra Taiar e Saulo Cardoso, respectivamente psicóloga e médico, também transmitem o trabalho de Keleman, cada um seguindo suas orientações.

Mais recentemente, o fisioterapeuta Marcelo Semiatzh e o educador físico Alexandre Blass desenvolveram seu modo de trabalhar e chegaram ao Método Força Dinâmica, trabalho que define melhor o "homem em pé".

O trabalho desses autores, indireta e diretamente, justifica e fornece alicerce teórico para a sistematização do Método Corpo Intenção, que pretende associar teorias e técnicas que até o momento não conversavam entre si. Proponho um diálogo que aponta a fonte de pensamento e localiza o recorte feito por mim, indicando as conexões. Um diálogo que deixa espaço para certo deslocamento nos ambientes dependendo das intenções de cada autor e das orientações de cada aprendiz. Tal diálogo pode enriquecer tanto o setor do movimento expressivo como o olhar do movimento funcional, ambos na complexidade viva, em contato e conflito permanente.

Abordo a seguir os quatro principais métodos que constroem o alicerce teórico da sistematização do meu modo de trabalhar. A apresentação segue a ordem de contato e aprofundamento do meu conhecimento em relação às teorias e práticas. Mostrar cada método visa facilitar a compreensão do meu caminho e mostrar os importantes conceitos e definições desenvolvidos pelos autores.

Ao escrever este livro, busco pessoas para pensar comigo, e, acompanhada daquelas que compartilham comigo um pensamento, aproprio-me do Método Corpo Intenção e prossigo percebendo e me orientando, cada vez mais, para a escrita de um livro vivo. Reconheço o sentido que a prática do meu dia a dia promove, estabelecendo uma ligação direta com o vivido, que vem me orientando até aqui.

O Método Coordenação Motora

Como vimos, as psicomotricistas francesas Marie-Madeleine Béziers e Suzanne Piret pesquisaram o movimento humano com base nas unidades de coordenação e não na articulação por articulação. Seus estudos pretendiam analisar a dinâmica e a complexidade dos movimentos. "O corpo se move no espaço e sua forma se modifica sem cessar. Ele pode assumir as posições mais excêntricas, sem, no entanto, se deformar, durante os mais longos períodos, e continuar normal" (Béziers e Piret, 1992, p. 15). Para mim, essa afirmação diz respeito à necessidade de distinção e, simultaneamente, ao encontro necessário entre o agente e o sujeito, aquele que executa e aquele que move. Voltaremos várias vezes, ao longo do livro, à necessidade de distinguir agente – parte em si que executa a ação – de sujeito – parte em si que personaliza as ações.

As autoras estudaram a motricidade e sua união com uma vida psíquica, afetiva e relacional em uma via de mão dupla, na qual a coordenação motora deficiente também pode provocar problemas comportamentais, e não só o caminho inverso.

Elas afirmam que todas as pessoas fazem os mesmos gestos: segurar o garfo, subir escadas, ficar em pé; porém, cada uma tem um jeito próprio de fazê-los. Dessa forma, identificamos um aspecto comum e outro pessoal nos movimentos. Essas observações, ao lado da prática psicomotora, geraram estudos que definem "um princípio" subjacente à organização do movimento humano. Para as autoras, o estudo da coordenação do movimento permitiu observar a mecânica subjacente a todo movimento humano, a que chamaram de "movimento fundamental". Este não é adaptado, motivado nem pessoal, mas o movimento em si.

Béziers e Piret analisam os reflexos arcaicos do recém-nascido, as estruturas neurológicas pelas quais a coordenação se desenvolve. A partir dos reflexos arcaicos, que são os mesmos para todos, a criança vai descobrir os movimentos. Durante a gestação, o bebê, que passa sua fase intrauterina em enrolamento, encontra, na motilidade inicial, o caminho para o movimento de aproximação da cabeça da bacia da mãe e a torção em enrolamento do tronco. Esses gestos de enrolamento são o princípio do abraçar e ser abraçado, de alimentar-se e de aproximar as partes em si; de prazer na relação com a mãe, com o alimento e consigo mesmo, constituindo as condições diversas para a sobrevivência do bebê.

Para transformar os gestos reflexos em voluntários, a criança percebe o gesto, que só então atinge os níveis neurológicos superiores. Por exemplo, ao esbarrar várias vezes em um brinquedo sem querer, mediante um gesto reflexo, pode perceber o gesto na relação com o objeto e então repetir e transformar o acaso em escolha, mudando o gesto de reflexo para controle. O controle entre os movimentos em extensão e flexão será aprendido pela criança a partir dos movimentos de extensão dos pés ou da cabeça, bem como dos movimentos de flexão das mãos ou da cabeça.

Os movimentos são indissociados do espaço e do tempo que eles percorrem. Em primeiro lugar, a criança percebe esse ritmo, essa duração do movimento em si, e, só depois, essa noção pode ser externa. Esta se constrói na relação de semelhança ou complementaridade. Os órgãos dos sentidos são parte do aparelho que serve a esse desenvolvimento, embora o funcionamento dos órgãos dos sentidos não seja suficiente para a percepção dos gestos, podendo servir apenas para a observação. A percepção motora é vivida nos gestos e indica as formas, as direções, as dimensões no espaço. A experiência de fazer o movimento aproxima as formas próprias das formas fora do corpo, sendo os órgãos dos sentidos os elementos que conectam essas partes. Existe uma diferença vital entre as experiências de observar e perceber: para observar, posso estar fora do acontecimento; já para perceber, preciso viver o acontecimento, sentindo e percebendo algo.

> A percepção motora resulta de um procedimento voluntário: fazer um movimento, modificar sua própria forma. Ela situa a percepção na vivência representativa e simbólica, por intermédio de uma experimentação progressiva. Requer um empenho da pessoa no espaço-tempo, um ato de personalidade. A percepção motora é mais fundamental, mais arcaica, talvez menos consciente. É ela que permite conceituar e, portanto, assimilar as percepções sensoriais observadas, para revivê-las associando-as às experiências vividas. (Béziers e Piret, 1992, p. 145)

Vamos conhecer, de maneira bastante simplificada, os conceitos de unidade de coordenação e de coordenação motora que nos levam ao movimento fundamental.

A *unidade de coordenação* é o conjunto formado por dois elementos ligados entre si que, ao rodarem em sentidos opostos por meio de músculos condutores, são colocados em tensão e, a partir de um dispositivo intermediário, geram flexão/extensão do segmento.

Para melhor entender esse conceito, precisamos compreender as noções de transmissão da contração muscular, de presença da esfericidade articular, de construção do movimento de flexão e extensão e de estado de tensão. Com tais noções, notaremos um movimento em unidades de coordenação indissociadas das unidades de coordenação vizinhas – que, dos pés às mãos e à cabeça, unem o corpo em uma tensão que define a forma e o movimento, gerando a coordenação motora.

A coordenação motora se instala com base nesses jogos de tensão que unem os pés às mãos e à cabeça, promovendo e favorecendo a relação desses diversos elementos. A tensão que associa as partes do corpo e garante uma forma, uma expressão para esse corpo é também a que se relaciona com a diferença delas. Entendo que, vista dessa forma, a coordenação motora acompanha a noção de unidade e de relação, de igual e de diferente, encaminhando-nos para a noção de complexidade.

Já o *movimento fundamental* é mecânico, desencadeado em uma extremidade ou região corporal, que prossegue pelo corpo por meio da ativação de um jogo de forças entre as unidades de coordenação. Esse jogo de tensão pode ser aprendido pela observação e repetição, uma vez que, a cada gesto em uma parte do corpo, já antevemos o conjunto de tensões que percorrem o organismo, possibilitando uma forma e um ir e vir do gesto, um desencadear mecânico por via reflexa.

Acredito que toda a complexidade teórica da coordenação motora pode ser estudada e mais bem compreendida quando associada à prática da coordenação motora por meio de exercícios que modelam um corpo, o corpo vivenciado.

O Método Coordenação Motora e o Método Corpo Intenção

Conhecer o estudo de Béziers e Piret introduziu-me, de fato, no caminho que me trouxe até aqui. A visão da garantia da forma tridimensional de um corpo vivo, composta pelos jogos de tensões musculares e o consequente deslocamento ósseo, transformou a minha perspectiva sobre o universo de patologias musculoesqueléticas. Essa forma tridimensional, que também é gerada em um segmento corporal diante das forças em direções opostas e indissociada da região vizinha, constitui um jogo de forças que engloba o corpo e define melhor suas paredes externas e seu volume, continente e conteúdo. Experimentar essa realidade no meu corpo fez-me entender de forma aprofundada a orientação para o desenvolvimento e o amadurecimento humano diante do conflito inerente à forma humana. O conflito inerente, como conceito, veio mais tarde, com as propostas de Denys-Struyf e Keleman.

Nesse tempo, eu me contentava com a "dialética" da forma viva, do corpo vivenciado. Uso a palavra "dialética" no sentido genérico de oposição, mas também para acompanhar a experiência de uma forma corporal gerada por meio das oposições de rotações entre as extremidades de um segmento corporal. Quando a ponta de um segmento corporal roda para dentro e a outra ponta do mesmo segmento roda para fora e esse gesto promove uma tensão no meio interno, gerando uma forma tridimensional, essa experimentação descreve uma conversa entre partes do corpo.

O contato com Béziers e Piret, por meio de Angela Santos, fisioterapeuta que, na época, primeiro me transmitiu os conceitos do Método Coordenação Motora, conduziu-me para os processos ortopédicos, pois minha escolha inicial foi atender no campo neurológico, no qual enxergava uma unidade por meio de métodos como Bobat e Kabath. Ivaldo Bertazzo foi meu segundo mestre sobre o método. Outro olhar e outra visão, cada um a seu modo, enriquecendo o trabalho de Béziers e Piret.

Nos atendimentos feitos por mim utilizando o Método Coordenação Motora, aplicar e construir essas forças em unidades de coordenação geravam uma melhor estrutura e aliviavam as dores agudas e crônicas, mas não eram apreendidas pelo sujeito, que mantinha seus velhos padrões de gestos motores, retornando aos problemas antigos. Esse método era mais indicado para os praticantes de atividade física e para sua orientação muscular. Aqueles que "gostavam" da prática corporal, em geral, logo se entendiam com a coordenação motora e prosseguiam melhor com esses novos conceitos. Por meio de sua identificação com a ação e o uso constante de si, a aplicação frequente dos conceitos da coordenação motora logo se evidenciava, imprimindo no corpo marcas úteis para o amadurecimento de uma camada importante: a estrutura do movimento era favorecida naquela pessoa. Outros, com orientações mais neurais ou viscerais, beneficiavam-se, mas não amadureciam na direção da autonomia do sujeito.

Faltava a relação com o dentro/fora, uma relação direta e em recortes, um pulso que direciona um vaivém entre o agente e o sujeito, entre mim e o outro. Toda a construção da coordenação motora, não como estudo e sim como prática, para mim, está contida no próprio agente, desconsiderando os altos e baixos excitatórios diante dos encontros – reduzindo a interferência do sujeito biológico e histórico e supervalorizando aspectos neuromotores. Na época, porém, pareceu-me importante trazer esses aspectos à tona para, enfim, alcançar a valorização de um corpo e de suas estruturas funcionais.

O pensamento e a emoção detinham o poder, e o corpo/movimento ficava em segundo plano, sendo desconsiderada a importância do amadurecimento do aparelho locomotor e seu valor – fosse como estrutura de execução, fosse como estrutura de expressão.

Hoje, acredito que os estudos da coordenação motora são essenciais para quem cuida de bebês e crianças. O investimento dos jogos de forças propostos pelo método nos atendimentos aos bebês é de valor imenso e abre um canal direto com o bebê por meio da linguagem corporal. Percebo, na prática, a "conversa" sem intermediários, um corpo a corpo que posso ter com os bebês durante os olhares, as massagens e as manobras realizadas apoiando-me nos conceitos propostos pela coordenação motora.

Prossigo mantendo em foco esses aspectos neuromotores, a forma das alavancas ósseas e seus jogos de forças musculares, a tridimensionalidade da forma viva corporal, a noção de espaço e tempo, mas também incluí a relação com a excitação, com o solo, com a aplicação de força dos pés, com a biologia molecular, com as pressões externas, com as emoções, com os ambientes, com os acontecimentos. Dessa forma, agreguei mais formas de vida, garantindo o diálogo e a complexidade.

O Método GDS

Godelieve Denys-Struyf, fisioterapeuta e osteopata belga, desenvolveu o Método GDS, iniciais do seu nome, ou Método Cadeias Musculares e Articulares. Quando adolescente, era retratista, e, desenhando as pessoas, identificou formas diferentes no gerenciamento do equilíbrio em pé. Os indivíduos se equilibravam com o peso do corpo mais para a frente ou mais para trás, gerando formas de estar em pé.

Depois de formada em fisioterapia, recebia protocolos de atendimento nos quais essas observações não eram consideradas. Tratava-se a hérnia de disco e desconsideravam-se as formas singulares para os tipos diferentes de estar em pé; em suma, o tratamento era feito para a patologia e não para a pessoa.

Então, entre 1960 e 1970, Godelieve desenvolveu seu método, no qual reconhece seis formas de estar em pé; seis encadeamentos de músculos e articulações; seis estruturas humanas vivas e suas motivações; seis formas de comunicação e troca; e as associações e variações daí decorrentes. Ela pretendia definir uma abordagem mais individualizada da biomecânica, mas seu trabalho expandiu-se, alcançando outras aplicações.

São seis estruturas que se relacionam, mas atuam no nosso equilíbrio em desequilíbrios diferentes. Um encadeamento muscular e articular segura a parte da frente do corpo para o sujeito não cair para trás (AM); outra estrutura segura a parte de trás para que o corpo não caia para a frente (PM); outra cadeia segura o corpo para cima, evitando-o despencar (PA); outro grupo musculoesquelético achata o corpo para que ele não irrompa para cima (AP); outra cadeia fecha o corpo em rotações internas para que ele não se disperse (AL); e outra abre o organismo em rotações externas para que ele não suma (PL).

São estruturas que nos regulam durante a ação e a não ação diante da realidade da vida singular de cada pessoa. São linguagens corporais faladas que nos dizem antes das palavras; entretanto, na ação repetida de um comportamento preferencial, vamos estabelecendo uma linguagem corporal gravada que faz da forma viva algo rígido, que impede o melhor manejo de nós mesmos. Esses encadeamentos de músculos que se ligam dos pés à cabeça e às mãos favorecem as trocas e a comunicação entre ambientes internos e externos. Denys-Struyf (1995, p. 16) afirma:

> Essa solidariedade muscular, aponevrótica e osteoarticular não se limita ao sistema locomotor, mas abrange a unidade da estrutura humana e aquilo que a anima. Essas cadeias formam conjuntos "psiconeuromusculares" que se fazem e se desfazem ao sabor da expressão corporal, postural e gestual.

Assim, AM, PM, PL, AL, PA e AP são as iniciais das cadeias musculares e articulares que correspondem às suas localizações no corpo:

- **AM** – Encadeamento muscular e articular anteromediano, localizado na parte anterior e mediana no corpo. Favorece, na busca do equilíbrio em pé, a atuação no fechamento anterior do corpo.
- **PM** – Cadeia muscular e articular posteromediana, localizada na região posterior e mediana no corpo. Atua colocando o homem em pé e impedindo sua queda para a frente.
- **PL** – Cadeia muscular e articular posterolateral, localizada na parte posterior e lateral no corpo. Permite as rotações externas dos segmentos corporais, braços e pernas.
- **AL** – Encadeamento muscular e articular anterolateral, localizado anterior e lateralmente. Trata-se de um grupo de músculos e articulações que atuam nas rotações internas dos membros superiores e inferiores.
- **PA e AP** – Cadeias musculares e articulares posteroanterior e anteroposterior, localizadas mais profundamente e com orientação mais oblíqua de frente para trás e de trás para a frente. Atua no endireitamento das partes do corpo e na garantia das oscilações que calibram a estrutura viva corporal. Para a autora, a dupla PA-AP forma uma unidade.

O estudo apresenta três estruturas determinantes do eixo sagital, das quais uma é dupla, observadas preferencialmente no perfil do sujeito.

- Cadeias PM, AM e a dupla PA/AP, que estão localizadas no eixo vertical e em relação maior com o tronco. São consideradas cadeias do eixo da personalidade, indicando reflexões sobre o desenvolvimento e as noções de indivíduo.
- Já no plano frontal e horizontal observamos as cadeias PL e AL, localizadas preferencialmente nos membros inferiores e superiores e ligadas ao eixo relacional. Indicam considerações sobre os modos de troca e as relações do indivíduo.

Sempre compreendi o método como uma via de mão dupla, na qual os aspectos emocionais interferem no soma e o desenvolvimento corporal se expressa na camada emocional. O corpo e suas marcas revelam sofrimentos e alegrias. Essas marcas, concretas, fixam comportamentos que retroalimentam tais marcas, boas ou ruins. Podemos fazer intervenções benéficas e auxiliar uma pessoa a se tornar consciente e atenta ao seu percurso por meio da prática corporal.

Todos os detalhes e estudos dirigidos à compreensão do método estão disponíveis nos livros escritos por Godelieve ou por colaboradores de sua equipe. Considero importante, entretanto, trazer o assunto à tona para gerar curiosidade e uma melhor compreensão da minha prática.

O Método GDS e o Método Corpo Intenção

Alguns conceitos do Método GDS são essenciais para favorecer a compreensão da sistematização do Método Corpo Intenção, motivo pelo qual os abordo a seguir, apontando também meu ponto de vista.

Não existe uma figura boa e outra ruim; as seis estruturas estão em nós em relações quantitativa e qualitativamente diferentes. Esse argumento está nos livros e na fala de quem ensina o método, mas sempre me pareceu escaparem, na prática, ações e comportamentos que sublinhassem essa questão a fim de contornar com clareza as diferenças e a realidade positiva do jogo de forças proveniente do encontro entre diferentes. A realidade corporal, muitas vezes, é vivida a partir da aprovação e da sustentação das formas que correspondam aos modelos de sucesso da época. Além disso, a abordagem corporal tende fortemente à correção, buscando sempre o certo. Nesse ponto, diferencio-me, mas encontro na frase grifada e em suas implicações uma forma de auxiliar a pessoa diante do reconhecimento do arranjo entre o herdado, o repetido e o atual.

Nosso equilíbrio é estabelecido mediante ações, ajustes e adaptações relacionados ao diálogo do corpo com o espaço, o tempo e as escolhas provenientes. Aqui encontrei a resposta ideal, que me deu elementos para os questionamentos diante da resposta real. A visão de unidade e dinâmica do método alimentou-me e causou indigestão. Precisei digeri-la lentamente e conduzir minhas reflexões acompanhada de outros autores. Existia um diálogo entre a ação/não ação, as partes do corpo e um comportamento, mas isso não bastava para a transformação, para a autonomia do adulto. Como poderia um corpo manter-se sensível diante de situações dolorosas? Como poderia um corpo manter-se macio e firme, lento e rápido ao mesmo tempo? Para os ajustes, as adaptações e as ações vivas, somente caberia um corpo vivo. Vivo, aqui, destaca a importância da experiência vivida no momento do acontecimento, com a participação presente e, portanto, com as possibilidades atuais.

O método propõe uma leitura do corpo na tentativa de pensar não quem sou eu, mas em que trecho do meu caminho eu estou. Godelieve utiliza a imagem da onda para ilustrar o caminho que vamos percorrer. Essa imagem me encanta e emociona, coloca o indivíduo diante do percurso cheio de altos e baixos: com corpos curiosos e expansivos, com corpos valentes e com corpos enrolados. Desconstrói a visão do caminho linear e da forma pronta. A imagem da onda acompanha muito bem o percurso real da vida de um indivíduo.

As estratégias de tratamento são duas: o triângulo e a lemniscata. Esses dispositivos ajudaram-me a criar muitas sequências de exercícios, tanto físicos como comportamentais, contribuindo enormemente para minha compreensão do outro. Colocaram-me perante desafios diante do outro, que, ante o inesperado e surpreso com os modos de aplicação dos exercícios, manifestava suas emoções e trazia suas paixões para o acontecimento. Nas situações em que a aplicação do tratamento gera sofrimento, procuro compreender o outro e aprender mais sobre ele.

O triângulo propõe um atendimento em três encadeamentos, nos quais uma cadeia controla a outra, garantindo o equilíbrio da unidade da pessoa.

A lemniscata, símbolo tridimensional do infinito, propõe sequências e encadeamentos de ações seguindo determinado sentido que favorece as passagens de tensões de um grupo muscular para outro, garantindo a protagonização de todas as seis cadeias musculares e articulares, o jogo de forças entre elas e a alternância de direções no espaço.

As noções de feudo e residência indicam e localizam marcas corporais. O Método GDS e as cadeias de tensão miofascial se referem à estática e, nesse sentido, podem gravar marcas no corpo, formas que entravam os jogos de forças necessários para a boa dinâmica corporal – motor da realidade viva de qualquer pessoa.

Godelieve desenvolveu conceitos que determinam a localização, a forma e a função dessas marcas por meio da noção de feudo e residência, auxiliando o cuidador a reconhecer marcas úteis e excessivas.

As cadeias musculares e articulares têm seus feudos, locais no corpo nos quais predominam músculos de um dos encadeamentos, definindo a atuação e a orientação das forças naquela região. O feudo é um representante útil no jogo de forças do conjunto corporal, definindo marcas úteis ou revelando a sua falta e o seu excesso.

Já a noção de residência busca a ressonância de certas regiões do corpo e o encadeamento muscular. Coloca o indivíduo diante de arquétipos e comportamentos conectados com uma cadeia e um lugar no corpo, favorecendo um olhar menos mecânico e expandindo a consciência de um corpo subjetivo.

Meu trabalho se alimenta do Método GDS, mas com modificações, nunca se mantendo o mesmo criado por Godelieve. Tal constatação funciona para o bem e para o mal: entendo que o meu modo de aplicar o GDS ora pode acomodar melhor algumas pessoas, ora não. Além disso, minha síntese já estabeleceu outro método – que é, no entanto, certamente influenciado pelo GDS.

O Método Somático-Emocional

Stanley Keleman, terapeuta somático e quiropata, diante da observação entre conflito emocional, movimento dos órgãos e desajuste postural, partiu em busca de elementos que desvendassem seus questionamentos. Em sua trajetória profissional, foi influenciado por Alexander Lowen, Alfred Adler, Nina Bull, Karlfried von Dürckheim e Carl Rogers, cujos estudos e práticas colaboraram no desenvolvimento da psicologia formativa ou Método Somático-Emocional.

Para Keleman (1992, p. 171), "a estrutura anatômica é o arquétipo básico do pensamento e da experiência. Anatomia é relacionamento interno". Seus estudos e conclusões, descritos no livro *Anatomia emocional*, pensam o corpo como uma trama de tecidos interdependentes, uma genética projetada, uma história viva e transitória, com pulsação e excitação, como forma e sentimento diante da capacidade individual de viver experiências.

Com Keleman e os mestres que acompanham seus ensinamentos, reconheci o vínculo e a presença como instrumentos básicos e de grande importância para o amadurecimento humano. Só por meio do vínculo e da presença obtemos a postura ereta – sendo nessa relação, também, que distorcemos o mesmo homem em pé.

> A expressão emocional se baseia na postura ereta, na onda de pulsação tubária. A agressão e o estresse distorcem essa onda. O organismo faz uso de um continuum de respostas para enfrentar a agressão. No entanto, cada resposta – rigidez, densidade, inchaço, e, finalmente, colapso – fixa o organismo numa excitação excessiva ou deficiente. (Keleman, 1992, p. 116)

Durante a leitura dos livros de Keleman, ao acompanhar as imagens, a descrição da anatomia e o diálogo em camadas, vivo a intensidade e a excitação de forma tão real que muitas vezes, diante da grandiosidade na oferta de estímulos, pego-me experimentando o aumento da presença do meu mundo interno: aumento dos batimentos cardíacos, hiperatividade cerebral, agitação, contrações musculares, medo. Reconheço aqueles saberes, mas ainda não os domino. Reconheço aqueles corpos no meu, mas percebo as diferenças na forma, nos modos, na história. Quero saber fazer! São informações provocativas que acionam a vida em mim.

As várias escolas de terapia corporal e as pessoas que se tratam por meio dessas práticas vêm passando por mudanças importantes, que produzem novas transformações, em contínua impermanência. Existem padrões básicos e determinados que repetiremos e com os quais conviveremos. Existem formas de viver esses padrões básicos e também aleatórios, modos únicos, garantindo a singularidade do sujeito. Diante dessa realidade viva, Keleman nos apresenta um corpo mais do que sensível, um corpo formativo. Para garantir a formatividade do corpo, o indivíduo deve permanecer sensível e capaz de captar os acontecimentos dentro e fora de si, gerindo a intensidade e a tolerância às experiências, prosseguindo e formando determinado corpo.

Só é possível entender os conceitos do processo formativo na experimentação de si na relação e na presença. O aprendizado passa pela perplexidade do corpo até os recortes do acontecimento, até o seu processamento compartilhado, gerando mais forma.

O corpo e sua forma, portanto, expressam o que vivenciamos e aprendemos na ação quando usamos a nós mesmos. É por meio das correntes de excitação circulando pelos tecidos que a forma se define, desenhando e modelando um corpo vivo. É na relação com o espaço, o tempo, as pessoas e os acontecimentos que temos a chance de amadurecer para a vida adulta.

Para mim, a compreensão do Método Somático-Emocional depende dos encontros, dos diálogos em camadas, do reconhecimento da complexidade da vida e da aceitação dos conflitos permanentes.

A seguir, desenvolvo brevemente alguns conceitos do método para identificá-lo e aguçar a sua curiosidade. A riqueza de imagens, os textos de profunda sabedoria e as provocações corporais estão nos livros de Keleman.

Pulso e motilidade

"A existência é um tributo à vida organizada em formas vivas. Ser um indivíduo é seguir os impulsos da própria forma e aprender suas regras únicas de organização." (1992, p. 15)

Keleman descreve a excitação, o pulso, os tubos e as camadas como suportes para a existência. As imagens e o texto contidos no livro *Anatomia emocional* mostram o organismo como um espaço dotado de uma estrutura formada por tubos, camadas e bombas. A motilidade dessa estrutura define a forma contínua da pessoa e tem uma identidade. Essa motilidade é o começo; move e orienta um corpo. Toda essa estrutura se desenvolve a partir de uma única célula, que já compreende todos os elementos do macro-organismo. A célula expande e retrai, estabelecendo pressões no seu interior e exterior, pulsando sem parar. A célula regula sua pressão e estabelece os limites de sua expansão e contração, definindo as formas de oposição do mundo interno para o mundo externo. Dessa maneira, o metabolismo é uma forma de pensamento. A motilidade é a vitalidade do padrão de pulsação que gera energia e identidade pessoal.

"Os sentimentos e as sensações, provenientes de nosso interior, nos dizem: Isso sou eu." (1992, p. 42)

Esses espaços, bombas, tubos e camadas necessitam garantir sua integridade funcional, protegendo a qualidade da digestão, da sensação e do pensamento.

Chegar à posição em pé é seguir uma progressão da motilidade para o movimento por meio do diálogo entre espontaneidade e controle. Essa progressão é permeada por medo, alegria e frustração, conectando o desenvolvimento motor ao desenvolvimento psicológico e emocional.

Reflexo do susto

"Da perspectiva do processo somático, a postura ereta é uma onda vertical, pulsátil, emocional, que pode se estender para o mundo e se contrair de volta para si mesma". (1992, p. 75)

A eretibilidade tem várias orientações que compreendem uma configuração genética, um ambiente bioquímico, uma configuração mecânica e emocional. A postura ereta vai sendo definida com o percurso da motilidade ao movimento, ao domínio do campo gravitacional. Essa composição, viva e complexa, exige reconhecer os significados simbólicos presentes nas relações intra e interpessoais.

Diante dos mais variados significados definidos pelo sujeito singular ante seu mundo externo e interno – relações às vezes sofridas e crescimento doloroso –, o organismo se defende das agressões por meio do chamado reflexo de susto, instintivo e herança do vivo – ou seja, os movimentos herdados que garantem a vida, como reflexo, choro, respiração, peristaltismo. Esse mecanismo lida com emergências e alarmes. O corpo responde com ações/não ações – recuo, avanço, contração, amolecimento, alteração respiratória – diante do perigo. Caso este seja repetitivo, permanente ou intensificado, o reflexo de susto vai se padronizando e definindo o estresse. O corpo toma formas alteradas pelo fluxo excitatório irregular, e essas ondas vão definindo e fixando os tecidos corporais, alterando o contínuo do processo formativo. Nesse momento, o corpo já não pode mais se garantir plenamente ereto e pulsátil e acaba promovendo estados de medo, irritação, rejeição, depressão e raiva.

O corpo que endurece para lidar com as agressões pode permanecer em uma condição chamada de *overbound*. Já o corpo que amolece nessas condições será chamado de *underbound*. Quando esses estados de defesa diante das agressões deixam de ser um reflexo espontâneo e simples, tornando-se permanentes e complexos, todos os tecidos do indivíduo são afetados: músculos, órgãos, células, pensamentos e sentimentos.

Padrões de distresse somático

"A assertividade das pulsações e a circulação das correntes de excitação resultam nos sentimentos, impulsos e estados psicológicos que compõem nossas vidas. A forma somática expressa aquilo que vivenciamos, nossas satisfações e nossos desapontamentos." (1992, p. 117)

Keleman discute as formas corporais que se fixam, ao longo da vida, diante de agressões e ambientes (internos e externos) geradores de alterações e distorções das correntes excitatórias e da motilidade corporal. São formas enrijecidas em expansão muscular fixa, formas compactadas em contração muscular fixa, formas inchadas em expansão fixa das bolsas e formas colapsadas em contração fixa das bolsas. Cada forma defende uma necessidade, comunicando uma intenção de aproximação e afastamento. Cada forma comunica uma mensagem emocional ao mundo.

Nesses casos de fixação da forma, mais do que nunca, o diálogo entre todos os níveis de pulsação e suas expressões emocionais é definitivo para o amadurecimento do indivíduo.

O Método Somático-Emocional e o Método Corpo Intenção

Pensar as relações entre a ação da gravidade que exerce pressão sobre o corpo, a aplicação de forças de um corpo sobre si e sobre o meio externo e a produção de excitação processada por esse mesmo corpo abriu o mundo para mim. O reconhecimento da excitação como algo vivo e perceptível que posso experimentar, definir e diferenciar foi a grande contribuição da terapia formativa para a sistematização do meu trabalho.

Digo terapia formativa porque fui processando e gerando novas formas; por meio da própria terapia, dos cursos, das leituras, das narrativas e das ações, fui-me definindo e diferenciando de mim mesma. Passei a valorizar, de fato, a existência e a reconhecer melhor a herança da/na vida. Não que antes esses aspectos não existissem, mas, atualmente, integrei na sensação algo do pensamento e, no pensamento, algo da sensação. Reconhecer os aspectos integradores, "o dentro do dentro do fora do fora do fora", essa realidade em camadas e em contínuo – aspectos que Regina Favre explora de modo vivo nas suas aulas – garantiu-me o pulso. O pulso, o percurso, a passagem e os entres são palavras conhecidas e desenvolvidas por outros autores, mas a proposta de Favre/Keleman é biologia molecular, é continuidade; é viva ao acompanhar aspectos reais do sujeito e do agente, distinção que explico com maior profundidade no tópico "Excitação" (Capítulo 3).

Foi praticando e estudando os ensinamentos de Keleman que percebi e questionei melhor a diferença e a semelhança entre o agente e o sujeito. Minha formação de base, a fisioterapia, lida com a forma do agente, buscando respostas prontas, mas o sujeito está sempre presente. Essa foi minha questão tão logo me formei: cuidar do agente e ter um sujeito interferindo nos meus planos e nos planos da pessoa em atendimento.

Já era comum dizer à pessoa em atendimento que não poderia deixar sua "alma" pendurada no cabide da recepção, pois, ao findar da terapia, depois de muito mexer com o corpo físico, certamente a mesma "alma" não caberia mais naquele corpo, afetado pelo trabalho feito. Queria sinalizar, com essa fala, quanto o soma está ligado à psique; assim, um afetava a outra. Essa sensibilidade esbarrava na clínica psicológica e eu me perdia em palavras, por vezes desconectadas da forma, ou enrijecia na modelagem do corpo perfeito.

Durante o início do meu percurso profissional, a busca da forma ideal para garantir as funções mínimas de uma pessoa em suas atividades diárias, o agente e seus aspectos biomecânicos conduziam, e muito, as terapias. Os autores apresentados anteriormente e seus métodos contribuíram com novas direções em minha prática, mas o encontro com Favre/Keleman definiu uma intenção: a de distinguir questões e divergências para favorecer novas possibilidades de encontros.

Nesse sentido, no encontro com o laboratório formativo e com Regina Favre, pude reconhecer o sujeito, formulando e contornando mais claramente seu processo construtivo nos ambientes nos quais afeta os acontecimentos e é afetado por eles.

As aulas com Regina foram importantes na sistematização do Método Corpo Intenção. Os ambientes formados nas aulas colocaram-me perante um corpo vivo que foi definindo passagens para fluxos e processos interrompidos, gerando novas formas. Simultaneamente, nessas aulas, fui aprendendo a agir sobre mim, problematizando minhas formas conhecidas.

Sandra Taiar foi a minha primeira professora formativa. Ela me deslocou propondo questões e desativando as respostas prontas. Saulo Cardoso foi meu segundo professor formativo e instalou a experimentação de um corpo em pé. Ambos geraram em mim a necessidade de desconstruir o pronto e abrir passagem para o novo. Regina veio a seguir com seu "mar de palavras", fortalecendo a estruturação de um pensamento e destacando a força das palavras que acompanham o vivido.

O processo formativo contribuiu enormemente com meus modos de cuidar. Sigo permitindo o acontecimento e convivendo com ele de forma mais livre, sem estabelecer fórmulas prontas que se antecipam ao ambiente na tentativa de controlá-lo. Dessa forma, respeito e integro o sujeito e suas ações, além de favorecer campos de percepção para as variações dos encontros, estimulando a regulagem constante da excitação.

O Método Força Dinâmica

Marcelo Semiatzh, fisioterapeuta, e Alexandre Blass, educador físico, encontraram-se em um momento em que ambos procuravam entender melhor a força e a sua aplicação no corpo dos pacientes atletas e dos atletas impacientes. "Teoricamente, os atletas de alto nível são modelos de saúde, mas mesmo eles sofrem muitas lesões", diz Alexandre. Cada um deles, com sua orientação original e seu percurso profissional, percebeu a riqueza da síntese que os seus saberes produziriam. Juntos, intensificaram seus estudos sobre a interferência das aplicações de força, tendo como base pessoas comuns e atletas com patologias de origem musculoesquelética. "Obtivemos uma série de resultados nesse conceito de observação da força e de como ela é conduzida no corpo", garante Marcelo. A base do método diz respeito ao fluxo de forças que sofre um corpo, e a como cada corpo reage a elas.

Esses estudiosos afirmam que nossa anatomia é organizada em relação às forças da gravidade, do peso dos segmentos corporais, da reação ao solo e da aceleração dos segmentos corporais nos deslocamentos. Reconhecem que a relação do corpo com o solo, mais precisamente dos pés com o solo, é a referência necessária para conectar, por meio do caminho da ação de força, as partes desse corpo e determinar um movimento. O gerenciamento e a graduação dessa força vão influenciar o deslocamento e o grau de achatamento do corpo.

O método trata, principalmente, da transmissão de força por meio da sua aplicação, pelos pés, contra o solo. Por meio da aplicação de força – mais precisamente do antepé contra o chão – durante o passo, a pessoa favorece o posicionamento do próprio esqueleto para a transmissão das forças que conduzem ao deslocamento corporal. E mais: promove uma posição estática de reação ao solo, contrária ao achatamento.

Certamente, Marcelo é influenciado, entre outros importantes autores, pela teoria da Coordenação Motora, e, por meio da sua prática e de seus estudos, se diferencia do método – sobretudo na qualidade e na presença da posição bípede, quando propõe que a aplicação de força na região do antepé, responsável pelo passo posterior, e a recepção do peso do corpo pelo pé, que se apoia em determinada posição no passo anterior, podem estabilizar e coordenar corretamente a bacia. Vale esclarecer que, durante o passo, encontramos um pé que empurra o chão: trata-se da força de propulsão do passo; e a perna contrária, em evolução simultânea, que é responsável por receber o peso do corpo no passo: a força de recepção. Assim, temos passo posterior e passo anterior durante a marcha.

Partindo da análise da ação de força e da força circulante, o Método Força Dinâmica coloca em xeque, no Método Coordenação Motora, o posicionamento da bacia e a presença do sistema cruzado no homem em pé. Dessa forma, estabelece um conflito que, para mim, transforma-se em uma possibilidade de interlocução com a teoria da Coordenação Motora. Marcelo e Alexandre definem uma bacia que acompanha o passo posterior e avança em conjunto com a metade correspondente do corpo, que, na marcha, se desloca para a frente. Esse tema é controverso entre os estudiosos dos métodos Coordenação Motora, Pilates e RPG.

A posição da bacia para o homem em pé ainda não se determinou – nem em estudos, nem em ação, nem em reconhecimento. Fico pensando na exigência de uma posição estática, não identificada com as respostas vivas, na qual a produção e o fluxo de excitação diante dos acontecimentos atuais não funcionam como resposta, desprezando, assim, a necessidade singular do constante reposicionamento dessa bacia durante uma situação vivida.

O Método Força Dinâmica destaca a importância de treinos que atuem de forma diferente perante as fibras musculares glicolíticas (potência) e as fibras musculares oxidativas (resistência). Ele questiona se as fibras glicolíticas, foco dos treinos de força máxima, são capazes de sustentar uma postura por longo tempo durante as atividades cotidianas e os esportes, visto que são fibras musculares de baixa resistência. Nesse ponto, identifico a importância dada aos aspectos reais da vida de um sujeito que precisa se manter em posturas por períodos maiores, praticando a própria vida, contrário aos exercícios que visam apenas à imagem.

O método compreende a necessidade de reproduzir, nos exercícios, a prática da vida, dos gestos motores e das ações cotidianas. Dessa forma, o professor pode acompanhar a transmissão, a direção e os pontos de aplicação da força em um corpo vivo. Além disso, os autores destacam a importância dos exercícios feitos em pé e as consequentes adaptações neurológicas, atendendo assim aos mais variados movimentos do indivíduo que anda, corre, joga.

O método se apoia no sistema neuromuscular e osteoarticular e nos conceitos de força: força corporal, funcionamento do sistema nervoso, ossos e ângulos articulares, células e fibras musculares. Compreende a pessoa e com base em um desejo ou necessidade, na produção de energia, nos estímulos elétricos, na ativação muscular, na aceleração dos ossos e no deslocamento do corpo.

Os autores do Método Força Dinâmica defendem que, durante as atividades cotidianas e os treinos corporais, é importante analisar o caminho e a qualidade de transmissão da força pelo corpo. Deve-se observar o local de incidência e a qualidade da aplicação de força nesse corpo, em vez de pensar apenas na qualidade e no desenvolvimento do músculo a ser trabalhado. Os exercícios devem, pois, visar à capacidade da manutenção da postura e do equilíbrio. O fato de melhorar a transmissão de força parado, em pé e em um padrão de marcha garante a conquista de um corpo mais forte. Nesse ponto, entendo a necessidade de reconhecer, na prática dos exercícios, um caminho e um processo que permitam à pessoa exercer a própria vida de forma ágil e resiliente.

Os autores do Método Força Dinâmica adotam, como definição de força mecânica, a medida do instante do contato entre corpos ou campos. Para quantificar a força, será necessário indicar a sua magnitude, a direção dos vetores e o local da sua aplicação. Afirmam que, para um profissional ocupado com o movimento corporal, interessa analisar a força no seu *continuum* força/tempo, visto que os movimentos humanos acontecem em certa duração de tempo e não em um instante.

Redimensionam o treino, alterando a fórmula conhecida do aumento do peso da carga para convocar a força nos exercícios pela alteração na velocidade, pela distribuição nos pontos de aplicação da força, pela alteração no volume das repetições e no tempo de intervalo.

Analisam, também, a síntese de proteína nas miofibrilas por meio da verificação da reserva de aminoácidos na célula, da concentração dos hormônios anabólicos no sangue, da concentração de creatina livre e da concentração de íons de hidrogênio.

Pretendem criar condições favoráveis para o fluxo de forças com o corpo parado e durante o movimento, evitando o uso de força exagerada, a aplicação de força sempre conduzida no mesmo ponto e o uso indevido das articulações – preservando, assim, a vida do sistema musculoesquelético para indivíduos que vivem por mais tempo e necessitam dessa estrutura de alcance.

O Método Força Dinâmica e o Método Corpo Intenção

Por meio da relação estabelecida entre os pés e o solo, pude avançar no quebra-cabeça uma figura na qual faltavam peças importantes para garantir os encaixes e dar sentido ao conjunto.

A aplicação das teorias da coordenação motora no meu corpo exigia atenção constante na região e na ação. Essa vigilância constante impossibilitava a graduação e a regulagem da aplicação de força para o corpo, como unidade. As pessoas às quais eu atendia costumavam questionar como ser e fazer ao mesmo tempo, o tempo todo. Como atender a um paciente usando braços e mãos, por exemplo, em uma cirurgia, e ao mesmo tempo conseguir manter-se atento à organização da unidade de coordenação motora do braço? Como um trabalho que coloca o sujeito e o agente tão distantes pode ser apreendido?

Essa já era a questão na prática fisioterápica: quando estou envolvido com algo, como me perceber antes de corrigir? Sem me perceber, como manejar os meus modos? Se a correção vem na frente, ao me distrair com a vida, como controlar a correção?

Em minhas *experimenta-ações*, era difícil, por exemplo, ao correr, garantir as orientações previstas no movimento fundamental, conceito do Método Coordenação Motora, e regular e adaptar as ações promovidas no deslocamento do corpo. Na experimentação do meu corpo, eu tendia a corrigir as mesmas partes e não me envolvia com outras. Apesar de encontrar uma unidade, ainda atentava para a parte e não para a relação. O uso dos pés de determinada forma e a relação com o solo, contribuição do Método Força Dinâmica, provocam uma reação corporal que não exige atenção constante do todo: coloca o corpo diante de um foco e das relações atribuídas a este. Organizo e desorganizo o foco em uma parte do corpo, amplio as relações, garantindo a possibilidade do retorno ao *zoom*. Mas, para isso, é necessário manter-se sensível aos acontecimentos gerados durante a ação – nesse caso, correr. É preciso perceber as relações presentes na ação naquele momento, favorecendo um ambiente de amadurecimento para o sujeito e suas ações.

Tenho pouca experiência na prática do Método Força Dinâmica, e estou certa de que meu modo de trabalhar é muito diferente do proposto por seus autores; nem melhor nem pior, apenas diferente. Entretanto, as aulas com esses mestres trouxeram uma nova e grande descoberta. Eles costuram e definem um acabamento, colocam a relação e a divergência, o semelhante e o diferente, o aleatório e o determinado no mesmo lugar, de forma concreta. Partindo dessa percepção de uma ação corporal tão clara e simples, a pressão dos pés contra o chão, posso transitar entre uma parte específica do corpo físico e me relacionar com outras partes desse corpo, entre elas: pés, bacia e cabeça; os afetos, as imagens, os pensamentos; a aplicação e a transmissão de força por meio de várias camadas; os desejos; a resistência das partes em relação. Posso, enfim, experimentar e reconhecer os conflitos inerentes.

A primeira contribuição do método é essa presença dos pés e as consequentes sensações advindas desse fato, que podem estabelecer uma ligação entre o agente e sua unidade corporal, favorecendo o reconhecimento pelo próprio sujeito de sua estática e dinâmica, e de como faz isso. Essa informação reorganiza a questão da postura, da coordenação motora e da autonomia do sujeito.

A segunda questão que informa o agente e o conduz para o diálogo com o sujeito é a posição da bacia mediante a aplicação de força dos pés. A posição da bacia em retro ou anteversão vai definir se a transmissão de força segue pra cima ou para baixo, dando um sentido a essa força e ao deslocamento corporal. Assim, contornam-se a complexidade e a presença de certo conflito, excessivo ou não.

A ideia de um modo de aplicação de força que atua de maneira indevida, gerando gasto e dispersão de energia, contrariamente a ganho de resistência, foi outro acréscimo do método.

Finalmente, reafirmo que, como vocês poderão observar ao longo do livro, com a contribuição do Método Força Dinâmica e o diálogo dela decorrente, desenvolvi um modo próprio de usar os conceitos apreendidos.

2.
Forma e função

Para alcançar e realizar uma necessidade ou desejo, do mais simples ao mais complexo, encontramos uma intenção que se concretiza no corpo por meio das expressões faciais, do tom de voz, da contração e do relaxamento muscular, dos batimentos cardíacos, da aceleração e redução da atividade respiratória, do avanço ou recuo da cabeça, orientando o corpo para uma direção. Essa orientação pode ou não determinar uma ação, pois o sujeito complexo e sua composição em camadas estabelecem um conflito permanente que revela as respostas na relação. É como ver um bebê bocejar e definir que essa ação significa sono, necessidade de dormir. Sim e não: talvez o bebê esteja regulando sua capacidade de ar nos pulmões – ou, ainda, ensaiando as palavras movendo suas cordas vocais ou tentando equalizar a pressão nos ouvidos. Assim, temos uma intenção, mas qual será ela? Definir pode interferir, benéfica e nocivamente, no diálogo entre as camadas interdependentes que compõem o bebê. Se ele está há muito tempo sem dormir e costuma dormir naquele horário, bocejar pode indicar sono. A relação com a hora de dormir, com o tempo acordado, com as expressões do bebê e o bocejar indica o sono, orientando a mãe, que orienta o bebê. O problema é que aquilo que a mãe não sabe não entra nas possibilidades daquela intenção, reduzindo e engessando o acontecimento.

Tentando ser mais justa, como mãe e cuidadora de outras mães, o jogo de forças entre pai e mãe, avós e mãe, médico e mãe, amigos e mãe – e outras tantas relações – interfere na relação dessa mãe com o bebê. A interrupção dessa comunicação diante da resposta pronta pode interferir nocivamente no desenvolvimento do agente e do sujeito que inicia o caminho da própria vida. Nesse sentido, apesar de ser necessário nomear os gestos, as expressões e as necessidades do bebê, a resposta pronta pode encaminhar bebê e mãe para a repetição que engessa, contrariamente à repetição que estrutura.

Temos a capacidade de localizar e antecipar uma orientação para uma ação. Podemos identificar a presença dos jogos de forças musculares que antecedem a ação propriamente dita, a qual terá uma resposta obtida mediante a complexidade viva. Para tal, é importante manter-se sensível aos encontros, em vez de sempre buscar determinado objetivo. A intenção, esse jogo de tensões e forças que nos direcionam, "livres" responde ao acontecimento, ajustando e regulando cada ação dentro da possibilidade daquele corpo, adaptando o agente que se preserva transitando entre ambientes internos e externos. Essa adaptação constante possibilita respostas vivas perante as forças de atração e repulsão que um organismo enfrenta. Essas forças são exercidas ao mesmo tempo, em diferentes medidas e ritmos, no mesmo ambiente e acontecimento, tornando resposta boa a resposta viva. Para tanto, necessitamos correr certo risco nas relações mediante respostas e ações não prontas. O jogo de forças nos orienta e desequilibra, ao mesmo tempo fornecendo uma direção e uma instabilidade.

Além disso, o acaso é parte dos acontecimentos e garante sua influência, mas não é tudo. Como disse o poeta Ferreira Gullar (2013):

> Se é verdade que a primeira palavra que escrevo na página em branco surge, às vezes, sem que eu saiba por que, ela já determina a segunda palavra, a terceira e, assim, à medida que o poema ganha corpo e sentido, só entra nele a palavra necessária. No fundo, o que fazemos quase todo o tempo é transformar o casual em necessário.

Nas situações vividas, sejam elas aleatórias ou determinadas, encontramos um corpo que aponta para a inclusão, e o diálogo com o diferente pretende e entende a forma. O corpo solicita e deseja a forma conectada com a função de alcançar uma necessidade ou um desejo, do simples ao complexo. Sua composição apresenta camadas constituídas por tecidos, formas e funções muito diferentes convivendo no mesmo ambiente: músculos, ossos, nervos, vasos, fáscias, órgãos; elástico, duro, mole, fibroso, poroso, líquido; pensamentos, imagens, comportamentos. Tudo isso a serviço da presença e da organização do todo. Nosso corpo sensível e a vida que passa por ele podem nos ensinar que o diferente compõe melhor constituindo a complexidade.

A complexidade do corpo

O corpo, formado por tecidos com qualidades, formas e funções diferentes, e seus jogos de forças constituem uma unidade que vai se formando e se deformando de acordo com os ambientes e as relações atuais; essa unidade é resiliente e viva. Fazem parte do processo de amadurecimento a diferenciação de si mesmo e a desestabilização do próprio corpo, consciente e inconscientemente. Isso promove saltos, deslocamentos ou paralisias, dependendo do sujeito e de seus ambientes, interno e externo.

A forma dos músculos constitui sua função porque é elástica e contrátil; pode definir uma superfície e, ao mesmo tempo, deslocar os ossos habilmente pelo espaço, ampliando os alcances do corpo. A forma dos ossos é sua função: solidez, alavancas, arcos, dobradiças e superfícies de contato que estruturam nossa arquitetura, fornecendo-nos suporte. A forma dos nervos é sua função, verdadeira fiação, extensa e em rede, transportando eletricidade. A irrigação, composta por vasos maleáveis que podem chegar a vários tipos de tecido e penetrar neles, é forma e função.

O diálogo é a base dessa relação entre tecidos que necessitam se comunicar para o bom funcionamento desse sistema, no qual a agregação garante o vivo e a conexão mantém e amplia o alcance e pode gerar mais vitalidade diante da complexidade. São tecidos, órgãos, ar, líquidos, pensamentos, imagens e desejos juntos no mesmo lugar, mas separados pela própria definição e pelo limite da forma. Partes se colam e outras se soltam, na tentativa de se manter juntas sem se misturar, preservando a coesão e evitando a aglutinação. É intenção do corpo prosseguir formando mediante as trocas com o ambiente, trazendo na forma e na função a capacidade de explorar e analisar, buscando fora e transformando dentro do organismo, do órgão, da célula. Existe uma orientação corporal para manter a agregação, a conexão e a nutrição, captando, processando e devolvendo para fora da célula, para fora do órgão, para fora do corpo.

É com base nessas reflexões que proponho a melhor composição na diferença. Todo o sistema corporal ilustra isso e vem funcionando e evoluindo ao longo de bilhões de anos. Não pretendo defender normas de funcionamento; busco, sim, com meus pacientes, meios de favorecer essa comunicação entre seus tecidos e os ambientes circundantes. Penso esse corpo, sua anatomia e seu funcionamento por meio de uma narrativa e não de uma metodologia fechada e rígida.

É um corpo que, como sistema, ao apresentar defeito, precisará de ajudas pontuais, mas a tentativa de diálogo entre camadas deve continuar para estabelecer uma negociação, na qual concessões deverão ser feitas para o bem do organismo – onde, de fato, a vida reside. Concessões necessárias e reconhecidas no conflito entre saber, querer e poder. Os entendimentos, os desejos e as ações são orientações diversas que, por vezes, perante o conflito intenso, fazem o sujeito sofrer. O conflito excessivo, por exemplo, pode residir entre querer fazer mais coisas do que estou fazendo, porém não tenho poder para isso e devo recuar. Posso achar que sei qual é a melhor atitude sobre determinado assunto, mas o outro da relação não concorda, e devo esperar. Posso entender que devo finalizar determinada tarefa, mas adoeço e não consigo. São conflitos que dispõem de excitação captada e processada pelos tecidos corporais, definindo capacidade, falta ou excesso, dependendo da possibilidade de canalizar ou não essas forças.

Uma das afirmações de Denys-Struyf (1995, p. 132) remete-me a essas questões: "Quando o piloto automático apresenta falhas, a fragilização desse corpo poderia constituir a ocasião sonhada para colocar um outro piloto a bordo e recomeçar a vida de outro modo".

Penso que ela se refere à necessidade de observarmos, diante do conflito excessivo, que "personagem" ou padrão de comportamento tende a ficar no comando. Qual é a forma mais antiga e mais eficiente, até então, a que recorremos num momento difícil? Essa forma será, ainda, a melhor para o momento atual?

Cuidar do corpo

Diante dessa complexidade, cuidar do corpo, acredito, implica essa conexão, essa visão em camadas, em que o simultâneo confunde o foco e trai o próprio organismo ao recortar a experiência, que só pode ser vivida na simultaneidade. Diante dos exercícios, fazemos recortes e apreendemos partes da experiência. Tento ajudar meus pacientes a captar e perceber vários recortes, promovendo o diálogo que intensifica o sentimento de estar vivo. Em minha formação profissional, dividi-me entre a melhor abordagem conduzida por uma visão da unidade corporal ou uma visão do fragmento corporal. Esse OU – ou atendo às partes corporais ou à unidade corporal – atrapalha o amadurecimento e a conquista da independência. Hoje, proponho abordagens que recortam o acontecimento. Tais recortes são reconhecidos e processados, para, então, ser devolvidos ao acontecimento – que é gerado nos ambientes e nas experiências vivas, no inesperado. Hoje, entendo que ampliar nossa capacidade de perceber mais partes diante de uma experiência, processar, dialogar, e, então, devolver essas partes ao acontecimento constituem um gerador de unidade. Essa capacidade vivida com um grupo de pessoas é, também, uma perspectiva da diferença; os vários recortes de várias pessoas formando sempre.

Cuidar do corpo pode ser ensinar a exercer-se na percepção da imagem de si mesmo durante um movimento. Exercer-se tem o sentido de percorrer, vibrar, oscilar e pulsar. Dependendo do autor e de sua influência sobre mim, identifico e agrego saberes às minhas experiências. Saberes que passam a fazer parte do meu corpo vivenciado, da minha anatomia emocional, das minhas cadeias musculares e articulares – enfim, do meu corpo intenção. O pronome "meu" não pretende indicar posse, estagnação, fixação, mas reconhecer aquilo que é vivido, as formas de estar presente, aquilo que preenche o sujeito. Esse modo de cuidar, orientado para o "preenchimento de si mesmo", é proposta da terapia formativa, experiência e conhecimento transmitidos, sobretudo, pela terapeuta Regina Favre. Preencher-se de si mesmo não propõe uma idealização de si, mas a prática de reconhecer e afirmar a própria experiência experimentada.

Cuidar do corpo pode ser, por exemplo, fazer uma sequência de movimentos em tempos e combinações diferentes: lento e rápido, com fluidez e densidade, ordenado e caótico, oscilando em várias direções, gerando instabilidade e favorecendo as várias referências de si nas imagens impressas em velocidades, forças, direções e organizações diferentes, mas mantendo a forma determinada pela sequência de movimentos aparentemente repetitivos. Essas passagens entre opostos favorecem a percepção das mudanças provocadas no corpo durante o exercício e as emoções geradas a partir dessa percepção dinâmica de si.

Cuidar do corpo pode ser ajustar o desequilíbrio em pé, o contrário de conceber o equilíbrio estático. É comum observar corpos equilibrados de maneira rígida, como que fotografados em determinada postura. A prática do *tai chi* ensina que a mudança é constante e o constante é a mudança. Desenvolver atividades em pé que ofereçam ações que exijam ajustes e adaptações refinadas das articulações e dos músculos, bem como o reconhecimento dos sistemas de equilíbrio e intensificação da presença, provoca imagens, lembranças e afetos que podem ser reconhecidos durante a experiência, auxiliando o sujeito a aceitar o equilíbrio e o desequilíbrio; o constante e a mudança.

Cuidar do corpo pode ser aprender a ler a narrativa que este apresenta durante o vivido. Ao propor uma sequência de movimentos para várias pessoas, cada uma imprimirá sua singularidade no movimento e vice-versa. Durante um exercício, diante dos desafios e tensões, os indivíduos apresentam marcas de alegria e de tristeza – marcas que dão um contorno único à atividade. Se, na mesma sequência, houver interferências como "faça com olhos abertos/fechados", "faça em pé/deitado", "faça em ordem/desordem", as impressões de si serão alteradas na experimentação da experiência.

Acredite, cada um faz o mesmo exercício de modos diferentes, erra e acerta em momentos diferentes. É comum pensarem que a memória é a única causa do esquecimento de parte do movimento proposto, mas acredito que a "falha" localiza outras questões igualmente importantes e carentes de percepção e conscientização. A partir dos movimentos e de suas consequências, proponho uma interlocução entre as camadas que compõem a pessoa, reconhecendo e compartilhando questões muitas vezes até então ignoradas por ela.

Cuidar do corpo pode ser organizar respostas singulares partindo da experiência de si e, nesse caso, é importante compartilhar o que se experimentou por meio da linguagem falada, escrita ou desenhada. Então podemos, terapeuta e paciente, aluno e professor, processar a experiência; nessa colaboração, o terapeuta coopera com o paciente para que ele seja o autor do manual de si. A palavra, como diz Favre, vai envelopar a ação vivida, e esta, no momento vivido, buscará a palavra que acompanha – e não apenas representa – a experiência. A palavra vai orientar o sujeito sobre como fez o que fez. Viver esse COMO compartilhado é o que diferencia a experiência. Para Keleman (1994, p. 39), podemos adotar um processo simples de questionamento que nos oriente, passo a passo, para a expressão somática perante determinadas situações: "Como estou fazendo aquilo que estou fazendo? O COMO é uma consigna que nos aplicamos para tentar descobrir ordem dentro dos eventos".

Denys-Struyf também reconhece que a experiência viva, ou seja, a linguagem do corpo, precede a palavra articulada e inicia a comunicação. Assim, a partir do vivido colocamos as palavras. No desenvolvimento da pessoa, a linguagem corporal vai se instalando e sendo construída com base no que foi vivenciado na infância.

Cuidar do corpo pode ser reconhecer e operar a aplicação de forças que vão definir e sustentar melhor o organismo nos gestos e ações do dia a dia; gestos motores que serão repetidos ao longo dos dias, alcançando o aprendizado e estabelecendo uma melhor forma. Gestos e ações que fazem parte da realidade viva da pessoa em terapia, diferentemente de gestos e movimentos genéricos. Perceber que a cada gesto, pensado e não pensado, corresponde, ao mesmo tempo, uma pressão direcionada para o ambiente interno corporal. Ao nos voltarmos para o mundo, nos voltamos para nós mesmos também, de maneira consciente ou não.

Cuidar do corpo pode ser definir o contorno corporal por meio de massagens e manobras que orientem o agente e o sujeito para sua tridimensionalidade, seu volume, sua resiliência, sua funcionalidade, suas intenções. Durante os toques, sigo localizando as ações que acompanham expressões e reações por vezes despercebidas – segurar o braço, adensar a musculatura, respirar profundamente, antecipar-se ao meu gesto, resistir ao gesto, conversar, silenciar.

Cuidar do corpo pode ser, lentamente, deixar surgir a produção de energia e excitação e apropriar-se dela, reconhecida nas intensidades do interior corporal e em suas bombas pulsáteis, presentes na cabeça, no tórax e na bacia. Desenvolver atividades que constituam melhor o dentro e o fora corporal e favoreçam a experiência dos contornos dessas formas; experimentar, reconhecer, diferenciar e definir os tipos de excitação que envolvem, circulam e movem o corpo. São atividades que geram maior intimidade com a forma e valorizam a existência.

Cuidar do corpo pode ser localizar o volume e a posição das vísceras, instruindo o sujeito e o agente sobre as possibilidades e os limites que essas formas determinam em cada pessoa, a cada momento. As vísceras e sua localização no corpo ora sustentam uma posição, ora limitam uma ação. Reconhecer essa relação do bom e do ruim, no mesmo lugar, orienta o sujeito para as ações possíveis.

A variação das atividades e propostas anteriormente citadas pode abarcar melhor o atendimento de um indivíduo vivo, singular e complexo, que chega ora cansado, ora disposto; triste, alegre; assustado, relaxado.

Dessa forma, será possível atender sempre com as mesmas ferramentas e maneiras? Partindo de uma margem saudável, será tão definitivo limitar as abordagens entre as expressões e as camadas que se apresentam?

O ambiente em que vivemos é ágil, dinâmico, relacional. Nossos corpos estão adaptados? Por que o ambiente para os cuidados com o corpo tem de ficar distante da fala?

Temos agilidade para regular as excitações diante do ambiente vivido? Falar, fazer, pensar, escutar, aquietar, sentir, imaginar – tudo junto, mas separado pela forma, pela intensidade e pelo momento?

Cuidar do corpo com base nessas propostas variadas mostra como essas camadas ecoam durante a experiência, apontando para o singular e, só então, para o coletivo. Ser um para poder pertencer ao grupo. São contorno e forma que diferenciam e promovem o coletivo. Só por meio da presença e do vivido, porém, conhecemos a conectividade. Durante os exercícios e toques, seus jogos de força e provocações na experimentação, é possível devolver a figura de si para o sujeito, ilustrar a falta que gera a busca e, para o bem e para o mal, exprimir a vida como ela está naquele corpo. Como estamos e não a fantasia de como deveríamos estar; não o idealizado na forma do professor ou de outro modelo ideal, tampouco o horrível e desprezível, já que não cumpridor de tal ideal, mas o real, a melhor forma possível para aquele momento.

Cuidar do corpo, no meu trabalho, é um processo composto por quatro etapas e pela relação entre elas: reconhecer, problematizar, operar a forma e, finalmente, ser capaz de definir mais etapas na simultaneidade do exercício vivido.

Reconhecer para perceber, problematizar para tomar consciência e operar e sincronizar para aprender, promovendo um adulto que dirige seus conflitos entre querer/não querer, entender/não entender, poder/não poder e, enfim, conseguir se adaptar melhor aos ambientes internos e externos. Esse modo de trabalhar encontra na sistematização a função de garantir o processo do sujeito mediante um tratamento individualizado, um programa conectado com seus objetivos, o desenvolvimento de autonomia – sem, entretanto, engessar os acontecimentos e excluir o próprio sujeito do processo. Praticamos, atendente e atendido, um jogo de forças constante, uma pressão que modela e gera formas que respondem ao atual, sempre provocando.

O terapeuta não se mistura com o paciente e tenta manter o contínuo desativando o jogo de poder presente nas várias camadas da nossa existência. É assim que trabalho e no que acredito. Voltaremos a esse tema no Capítulo 4, "Como eu trabalho".

Nesse modo de atender, não formatado e construído na relação, encontro dificuldades e vou me adaptando, alterando, aprendendo. Sigo orientando-me na relação com as pessoas, com os cursos, os estudos e sendo influenciada, direta e indiretamente, por vários autores. Continuo estudando e submetendo-me a trabalhos que eu possa processar e dos quais possa me apropriar, diferenciando-os e diferenciando-me por meio das minhas modalidades de expressão, pelas relações e pelos ambientes. Trata-se de um processo vivo!

3. O homem em pé e seus deslocamentos

Com a conquista da posição em pé, o homem pôde favorecer e potencializar o deslocamento em busca das necessidades e da luta pela sobrevivência; em pé, deixamos as mãos livres para pegar, empurrar, lutar e amar. Desenvolvemos a linguagem falada e escrita e ampliamos o alcance da comunicação. Temos mais facilidade de mostrar e reconhecer nossos sentimentos e podemos nos abraçar de corpo inteiro, olhar nos olhos revelando o amor. Conquistar a independência, a capacidade de foco, o encontro, o olhar. Enxergar o horizonte e olhar a distância controlando o futuro. Keleman (1992, p. 37) afirma:

> Os seres humanos organizam o mundo a partir de uma posição de cabeça erguida, na qual a frente do corpo fica exposta ao ambiente. O movimento agora é para baixo e para cima, para a frente e para trás. Nessa posição, os sentidos da face, os receptores de pressão e temperatura recebem um aumento de estímulos. Com as partes sensíveis mais expostas, aumenta o conhecimento humano do mundo. Ao mesmo tempo, são exigidas novas posturas de defesa, como flexão dos músculos do peito e do abdômen.

Nesse sentido, diante de uma posição na qual ficamos mais expostos, as ameaças se intensificam. Por outro lado, em pé, aprimoramos não só nossa capacidade de amar e de nos comunicar, mas também de odiar e de matar. Podemos enfrentar desafios e desenvolver estratégias singulares e sofisticadas, garantindo maior alcance, muitas conquistas e inúmeras vítimas.

A forma de pensar, de agir, de sentir – e a própria forma do corpo – será moldada constantemente pelos acontecimentos vividos por cada um, definindo-o e formando-o sempre, num processo vivo. Trata-se de um amadurecimento apoiado na complexidade que melhor reconhece e entende os acontecimentos. A independência conquistada se observa na capacidade do ser singular que precisa do outro, do oxigênio, do alimento, do sol, da relação, do compartilhar e cooperar. É uma independência sustentada na maturidade que vitaliza e tem no "homem em pé" sua melhor forma.

Devemos observar, porém, que o equilíbrio em pé não é imóvel, sendo as oscilações posturais fisiológicas, o que gera o desafio constante da reequilibração. O fato é que, olhando um corpo "parado", quase nunca nos damos conta do constante movimento gerado pelos seus órgãos internos: estômago, intestinos, pulmões, coração. Assim que nascemos, esse "maquinário" inicia seus serviços e os cessa somente na morte. Os movimentos de bomba e seus pulsos, ação exercida de dentro para fora – com base na intensificação desse bombeamento diante de um desejo ou uma necessidade –, podem ser vividos "apenas" como desequilíbrio, sobretudo na posição em pé. "Apenas" no sentido do desequilíbrio que é somente pensado em vez de vivido. O desequilíbrio integrado entre ação e pensamento acompanha os processos vivos, possibilitando respostas móveis. Acompanha ainda as respostas de um corpo sensível diante do acontecimento e, dessa forma, esse corpo prossegue reconhecendo que o desequilíbrio também gera vida. Procuro aqui me distanciar de um critério normativo no qual ficaria estabelecido, de maneira estática, que o equilíbrio é o melhor, sendo o desequilíbrio nocivo. Não: ambos têm seu valor.

A ação da gravidade, agora uma ação exercida de fora para dentro, também coloca o corpo em pé em desequilíbrio. Esse jogo de força entre equilíbrio e desequilíbrio se intensifica perante o trânsito permanente entre pulso interno e pressão externa. Em minha prática, encontro as pessoas "se espremendo" ou "se inchando", muitas vezes, na tentativa de reduzir o movimento e parar essa experimentação do desequilíbrio-equilíbrio vivo.

Ao pensar essa fisiologia, é fundamental saber que todo o equilíbrio do corpo está vinculado à posição do olhar e, a partir dessa condição, ligado à posição e aos deslocamentos da cabeça no espaço. Além disso, o aparelho vestibular, bem como os receptores táteis e cinestésicos, atua nos ajustes e adaptações do equilíbrio físico, tanto estático como dinâmico.

Diante da necessidade de adaptação do corpo à visão, serão considerados dois mapas visuais: um que se manifesta por adaptações reflexas, de modo rápido; e outro que o faz por adaptações "conscientes", associando posição e estímulos. Sobretudo, vários receptores em todo o corpo conectam-se com centros de equilíbrio no sistema nervoso central, respondendo, ajustando e regulando qualquer variação postural – seja por influência externa, seja por força interna.

Interessa também refletir sobre os significados e sentidos da palavra "desequilíbrio", a fim de compreender o que pode ocorrer durante a possibilidade de viver esse ato. Tendo em vista a definição da palavra como ideia, ou seja, a significação da palavra que não acompanha a experiência, mas apenas a representa, muitas vezes não reconhecemos que o desequilíbrio pulsa no equilíbrio e vice-versa. Desse ponto de vista, podemos compreender a rejeição e o medo diante da possibilidade de experimentar o desequilíbrio de um corpo "parado".

Procurando no dicionário, encontro definições que podem arranhar a vida de um sujeito (Houaiss, 2001, p. 989):

> Ato ou efeito de desequilibrar(-se).
>
> 1. Ausência ou perda do equilíbrio ("posição estável"); instabilidade.
> 2. Falta de proporção, de harmonia; desarmonia, disparidade, desigualdade.
> 3. Falta de equilíbrio mental.
> 4. Falta de proporção entre receita e despesa; déficit.
> 5. Estado caracterizado pela impossibilidade de levar uma vida equilibrada, pelas dificuldades de adaptação ao meio e a mudanças e por uma excessiva emotividade.

Do ponto de vista físico, o desequilíbrio propõe, além da perda de equilíbrio apenas, um deslocamento para a reequilibração, possibilitando que a pessoa se mova de onde está e "vá para outro lugar". Mover-se aqui não implica, necessariamente, fazer grandes movimentos, mas reconhecer a dinâmica do vivo, do micro ao macro. Quando uma pessoa se interessa por um objeto qualquer – ao movimentar os olhos para a esquerda em busca dele, por exemplo –, são disparados ajustes no corpo físico. Seu interesse a desloca, instalando um desequilíbrio que aciona ajustes na coluna vertebral e em seus discos intervertebrais, promovendo um jogo de forças entre o interesse subjetivo do sujeito e a reequilibração estática do agente. Ajustes biomecânicos promovem um armazenamento de força, facilitando a reequilibração – ou seja, o retorno do corpo a uma posição coerente com seu eixo vertebral, favorecendo uma postura estática econômica, centralizando a cabeça sobre o tórax, a bacia e os pés. Tal ajuste utilizado no exemplo preserva a agregação das partes corporais, centralizando-as.

Desse ponto de vista, o desequilíbrio, acompanhado do deslocamento que move, favorece escolhas, isto é, a possibilidade de encontrar algo "diferente" do que se está vivendo no ambiente (interno e externo) em que se está. O desequilíbrio gera equilíbrio por meio de uma ação de deslocamento, para dentro ou para fora de si, pequena ou grande. O desequilíbrio, quando percebido em alternância com o equilíbrio, mantém-se em constante pulso, vivo.

A aplicação de força sobre si e sobre o mundo externo, gerida num acordo constante entre a produção de energia e a canalização de excitação e as pressões externas, equilibra e desequilibra o corpo, determinando uma ação/não ação que pode ou não satisfazer o sujeito.

Os significados da palavra "equilíbrio", por sua vez, levam-nos a uma apreciação incondicional dos estados experimentados:

> 1. Condição de um sistema físico no qual as grandezas que sobre ele atuam se compõem, para não provocar nenhuma mudança em seu estado.
> 2. Posição estável de um corpo, sem oscilações ou desvios; postura ou posição estável; aprumo.
> 3. Igualdade de força entre duas ou mais coisas ou pessoas, grupos etc. em oposição.
> 4. Estado do que está submetido a duas forças opostas iguais.
> 5. Igualdade quantitativa.
> 6. Estado ou condição do que se mantém constante, inalterado; estabilidade.
> 7. Distribuição, proporção harmoniosa; harmonia.
> 8. Moderação nas maneiras, gestos, palavras, sentimentos etc.; comedimento, prudência, meio-termo.
> 9. Harmonia, estabilidade mental e emocional; controle, autocontrole, autodomínio.
> 10. Balanceamento de rodas.
> 11. Estado de uma estrutura cujos termos mantêm entre si relações de conformidade com as regras estabelecidas. (Houaiss, 2001, p. 1.184)

Partindo do confronto entre as palavras "equilíbrio" e "desequilíbrio", compreendemos a força de atração que nos leva à reequilibração. É importante destacar, desse ponto de vista, que negar o desequilíbrio implica negar também o equilíbrio, pois ambos são orientações que um corpo em pé experimenta, indicativas de necessidades, ações e sentidos específicos de cada um.

A afirmação de Keleman (1996, p. 19) encaminha-nos para a instabilidade da escolha de um ser que pode, até certo ponto, ver o futuro:

> O animal humano evoluiu de estar sobre a sua barriga para estar sobre seus pés. A nossa evolução corporifica dois aspectos do viver: o viver da nossa estabilidade horizontal anterior e o viver da nossa instabilidade vertical atual, a nossa mobilidade

e responsabilidade. Esse estar em pé instável e altamente responsivo é a expressão contemporânea do drama da evolução.

Como o sujeito vive essa experiência viva? De que maneira essas palavras, "equilíbrio" e "desequilíbrio", acompanham sua experiência?

Você já tentou ficar em pé alguns minutos e se perceber? Ali, parado?

Você está parado mesmo?

Em pé, perceba a sua respiração.

Como essa força afeta seu corpo em pé?

Abra e feche os olhos e perceba as diferenças no seu corpo.

Abra e feche as pernas e perceba as alterações no seu equilíbrio.

Em seguida, deite-se e observe as diferenças.

O que diferencia, para você, estar em pé de estar deitado?

Como seu corpo se organiza em pé e deitado?

Agora, deitado, repita a experimentação da respiração e de abrir e fechar os olhos. Note as diferenças no seu corpo.

Talvez, nesse momento, você se pergunte: "De que serve isso?". E talvez seja também nesse momento que emirja seu "adulto infantil", aquele que não pode brincar para se manter no controle, estável, "equilibrado".

Estou convidando você para jogar/brincar, chamando a "criança" que, de dentro da própria experiência, vai dialogar com seus saberes. A criança que se arrisca no ambiente e pode aprender com suas percepções.

Em pé ou deitado, em qual das situações você se sente mais exposto e sensível? Quais são as diferenças de presença?

Excitação

Sem a pretensão de fazer uma descrição científica, mas visando criar referências para refletir sobre excitação e os movimentos corporais internos, proponho pensarmos sobre os estágios do desenvolvimento intrauterino do bebê.

Do encontro entre um homem e uma mulher e da excitação aí gerada, dá-se início a uma vida. No começo dessa vida, o embrião vive uma explosão de células, que não se diferenciam nesse primeiro estágio. A célula pulsa transportando nutrientes e substâncias, expande e recolhe, produzindo outras células. Estas vão se aglomerando e se juntando, formando folhetos que constituirão camadas de tecido – ósseo, muscular, neurológico, visceral, fascial.

Observando esse caminho, damo-nos conta de que o corpo é feito sem "costuras"; é constituído de desdobramentos e de continuidade, e qualquer acontecimento em parte desse corpo atingirá outras partes devido à sua formação sem recortes nem desconexões. No início, uma explosão; depois, aos poucos, diferenciação e definição. As camadas vão formar tubos e bolsas que constituirão o corpo: vísceras, inervação, irrigação, sistemas, suporte, atenção. Assim, todo o processo de constituição corporal é baseado em pulsação, movimento para dentro e para fora; as células vão bombeando, fazendo trocas e transportes, absorvendo e excretando alimentos, respirando.

Keleman (1992) descreve, detalhadamente, todo esse processo vivo da célula à bomba pulsátil, das ondas pulsáteis à motilidade até o movimento. E diz mais: "Em estado de pânico, há peristalse de bombeamento rápido. Quando excitados, há bombeamento pleno. A tristeza altera o bombeamento. A depressão amortece a peristalse. O estresse e distresse perturbam tanto a estrutura tubular quanto a peristalse" (p. 26).

Perante as bombas pulsáteis na cabeça, no tórax e na bacia, e também diante da ação da gravidade, no mundo interno e externo, temos de enfrentar o "empurrão" que impulsiona, desloca ou derruba. Utilizo a palavra "empurrão" para denominar uma experiência de deslocamento quando do encontro entre esses dois mundos, que pode ser tranquila ou excessiva, mas sempre vivida mediante certo desequilíbrio. Ou talvez, na tentativa de evitar o risco da queda, a reação pode ser endurecer-se e não sair do lugar, ou saltar em direção ao risco.

Excitação que move

Entendo que, diante dos encontros e acontecimentos, a ação se configura como um recurso necessário; porém, caso se trate de um acontecimento gerador de grandes conflitos, a ação e sua direção dependerão de uma negociação que poderá exigir certo tempo antes da ação propriamente dita. Em minha prática, percebo e observo a excitação nos corpos e em suas ações/não ações. Reconheço o encontro das partes de um corpo com suas outras partes, o encontro do corpo com o movimento conhecido e com o inesperado, o encontro do sujeito com as excitações geradas nesses encontros. Um corpo vivo e sua composição em camadas é sempre acompanhado de conflitos, ora inerentes, ora excessivos. Diante do conflito excessivo, a ação precisa esperar. Em meus atendimentos, observo o conflito excessivo, por exemplo, quando, diante de um deslocamento, encontro um sujeito com um corpo que enfrenta o dilema de uma bacia engessada que quer ficar parada e um peito que avança corajoso e solitário, promovendo a desagregação constante das suas partes. Um sujeito que grita de dor diante de um corpo fragmentado e continua se dirigindo ao rompimento dessas partes que o compõem. Um agente que submete o sujeito ou um sujeito que submete o agente?

Esperar, regular e, só então, agir. Os encontros são motores geradores de deslocamentos e ações que buscam um estado organizado que favoreça o equilíbrio dos sistemas que compõem a vida. É necessário atender numerosas e simultâneas condições para a manutenção da vida, e as células, os tecidos e os sistemas do nosso organismo funcionam orientados para a garantia dessas condições. Na fisiologia, conhecemos o termo homeostase, que é o processo de conquista desse estado equilibrado, que responde às necessidades fisiológicas e biológicas do corpo vivo, em constante pulso.

Diante de jogos de forças com orientações diversas e opostas entre as camadas que constituem um indivíduo complexo, no entanto, essa ação deve esperar um acerto combinado e negociado entre as partes interdependentes, internas e externas aos indivíduos. Damásio (2011, p. 76) afirma que:

> À medida que organismos evoluíram, os programas que baseavam a homeostase tornaram-se mais complexos no que respeita às condições que desencadeavam sua ação e ao conjunto de resultados. Esses programas mais complexos gradualmente se tornaram o que conhecemos como impulsos, motivações e emoções.

Destaco que não estou falando aqui sobre urgências, em que a pessoa está em uma situação de vida ou morte. Fora da urgência, devido à complexidade do organismo do ser humano, cabe certa espera antes da ação – espera essa que será acompanhada de determinado desconforto.

Como definir uma ação diante de várias intenções ao mesmo tempo, diante de escolhas que ainda não se pode fazer? Para tal, o tempo compreende o espaço necessário para a continuidade do pulso: falta ou excesso, desconforto, percepção do estado, consciência do problema, diálogo em camadas, deslocamento em um sentido, captação, processamento, satisfação. Isso tudo constituído na singularidade de cada pessoa: história, ambientes internos e externos e relações.

Ao praticar uma atividade física, por exemplo, vemo-nos diante de informações e medidas externas que não consideram a singularidade de cada praticante. Na corrida, temos de calcular as combinações possíveis entre a aplicação de força exercida nos pés, o avanço da bacia e a contenção do tronco pelos abdominais, juntamente com a incidência da ação da gravidade no corpo e a motivação que impulsiona a ação de correr. Além disso, é preciso combinar variações na largura do passo e no posicionamento dos braços e da cabeça. Todo o corpo corre, sendo necessário conhecer as combinações possíveis entre a potência e a aplicação de forças em áreas diversas do corpo. Tudo isso é movido pela excitação e limitado por pressões externas, ou/e, também, movido pelas pressões externas e limitado pela excitação. O investimento de força e seu consequente deslocamento corporal dependerão, porém, da capacidade e do manejo do indivíduo de não passar dos limites da experiência possível para o conjunto daquele corpo.

Referências internas e externas

Para que a excitação que move um corpo e seu caminho singular neste sejam percebidos, o sujeito deverá manter-se sensível e passar um tempo reconhecendo os medidores internos, aprendendo com a própria experiência, além de utilizar os medidores externos como referência menor, garantindo a continuidade e o amadurecimento necessários.

Considero medidores externos: o programa de corrida estabelecido; a velocidade necessária para tal propósito; a quilometragem ideal; o tempo do especialista – enfim, dados e conquistas baseados em sabedorias e informações vindas de fora da pessoa. Por medidores internos entendo as relações entre as partes corporais; as sensações percebidas durante a atividade; as imagens e os desejos que acompanham a motivação em continuar a atividade ou desistir dela; o tempo que o sujeito se experimenta na ação. Nesse sentido, o sujeito poderá reconhecer e destacar os diferentes tipos de excitação e seu caminho no corpo – aspectos singulares que desafiam a forma para a ação/não ação –, percebendo as relações e promovendo mais conexão. A excitação – as trocas celulares, o pulso, os movimentos peristálticos, as ondas pulsáteis, as correntes elétricas, a força, o fluxo, a permanência e a insistência da “fome” ou “indigestão”, o vivo – gera formas capazes de garantir mais vida.

Usei um exemplo partindo da camada muscular e esquelética, mas podemos estender esse manejo a situações mais complexas vividas por cada pessoa, que, durante uma ação, sabe reconhecer um uso de força que compreende a experiência possível para o momento presente. A ação, a adaptação e seus ajustes dependerão da maturidade do sujeito, dos acontecimentos aleatórios E, por vezes, das acomodações do tempo E (e não OU) do espaço: estamos falando de conectividade.

O “homem em pé” afeta e é afetado constantemente por fatores externos e internos, gerando reações vivas: ações, adaptações e ajustes. Leio os fatores externos como o encontro entre: o corpo e a pressão atmosférica; o afastamento e a aproximação dos objetos e das pessoas; o corpo e a ação da gravidade; as relações e os ambientes; os corpos e outros corpos diante dos acontecimentos que mobilizam. Entendo fatores internos como o encontro do corpo com: as partes do corpo; a própria fome; a raiva; a autorregulagem; a alegria; o pulso; a autoprodução. Tudo isso regenera e constitui tecidos para continuar gerando a melhor forma.

Diante da falta ou do perigo, somos impelidos para a ação de deslocamento – que, no desconhecimento da relação de oscilação e trânsito entre o próprio mundo interno e o mundo externo, pode ser vivido como um desequilíbrio apenas. Um desequilíbrio nocivo, isolado desses aspectos vivos. O deslocamento, seja interno ou externo, procura adaptar-se ao novo ambiente e à nova postura, são ajustes constantes que calibram o corpo físico para prosseguir vivendo com excitação. Talvez, diante de uma experiência difícil ou inevitável, no susto, adotemos o "salto" ou a "paralisia", interferindo na boa adaptação do corpo: sentimento, sensação, compreensão e sustentação.

Desequilíbrio faz par com equilíbrio; pulsação, excitação, atitude, regulação, modos de, motivação, amadurecimento. Camadas e camadas, para fora e para dentro, vivas e, portanto, dinâmicas, gerando ambientes nos quais tudo começa novamente: o encontro, o empurrão, o desequilíbrio, a atenção, o passo, o equilíbrio, o esperar, o recuar, o andar, o correr, o parar.

Diante da determinação de correr, por exemplo, a pessoa inicia uma crescente produção de excitação que a joga ao acaso. O encontro da motivação, seja ela qual for, com a ação de correr inicia o aumento de troca gasosa, a comunicação intracelular, a alteração dos espaços internos, a modificação dos tecidos ósseos e musculares, novas conexões neurais e os consequentes desdobramentos desse arranjo em pensamentos, memórias, emoções, imagens. Essa ativação do sistema estabelece intimidade e comunicação crescentes no meio intra e extrapessoal, provocando o sujeito – que pode ou não aguentar prosseguir com a experiência nessa intensidade de estímulos. Com essa provocação, o encontro entre uma motivação inicial e a ação correspondente pode ser acompanhado, inesperadamente, de interesses e desejos, ora nomeados, ora não, impactando o sujeito.

Perante o aumento nas trocas gasosas e da comunicação intracelular, entre outras alterações do meio interno que acompanham a ação produzindo energia, vale destacar que a energia e a excitação se diferenciam. Energia é o resultado do processamento, pelas células e por seu pulso, do combustível necessário para a ação; já excitação é a intensificação desse pulso que promove uma transmissão de força, direcionando, assim, o corpo para determinada ação, estabelecendo um sentido. O trânsito da energia, porém, em cada trama de tecidos – muscular, articular, neural, visceral, hormonal –, é conduzido de determinada forma e com determinada intenção. Para ilustrar essa distinção, podemos pensar, como exemplo, na gasolina do carro, que só funciona quando o combustível percorre, em fluxo, determinado caminho, "nutrindo" o veículo de "excitação" e promovendo o seu deslocamento. Além disso, com atenção, vamos percebendo os vários "encontros" que geram os fluxos, também variados, como a chave e a fechadura, o girar da chave e a corrente elétrica, e assim por diante. Caso o "encontro" não aconteça, devido, por exemplo, a um defeito na ignição, o disparo do fluxo não acontece e o carro não anda.

Penso que a energia está a serviço da existência e a excitação está a serviço da continuidade dessa existência. A energia é processada nos tecidos a partir de pulsos e de sua intensidade, gerando fluxo, vibração, correntes que percorrem espaços, estabelecem caminhos e abrem passagens, gerando novas formas. Trata-se de distinções que não excluem; ao contrário, definem com mais clareza a forma e a função. Nesse sentido, a diferenciação entre energia e excitação separa e aproxima, ao mesmo tempo, esses aspectos constituintes da pessoa.

Prosseguindo com o exemplo da corrida, se o sujeito aguentar permanecer na atividade mantendo-se sensível aos acontecimentos, processa elementos e gera mais forma e mais tecidos, identificando e respeitando a carga de excitação possível para cada tempo e espaço vivido. Mantendo-se sensível durante a atividade, prossegue regulando a ação e modelando a excitação, promovendo aprendizado corporal.

Se não aguentar, pode parar e desistir de prosseguir com a ação ou, desafiadoramente, permanecer correndo e estabelecer ações sobre o sistema musculoesquelético sem perceber, na tentativa de parar o processo de afetações iniciado – emperrando as engrenagens que indicam a melhor orientação para a experiência possível daquele corpo, naquele dia e naquela situação.

Sujeito e agente

Diante da produção de excitação e do impacto dessa transmissão de força nos tecidos, o sujeito pode estabelecer um campo de defesa, uma tentativa de se desafetar. Essa desafetação é alcançada, também, mediante a presença de um corpo e suas funções mecânicas engessadas, que, permanecendo em certa ação/não ação, promovem desgastes e lesões dos tecidos. É nesse sentido que faço a distinção entre sujeito e agente: o agente em si está orientado para correr e executa essa ação em parte; ao mesmo tempo, o sujeito em si, com as várias direções possíveis perante os estímulos, não determinou ainda sua orientação, mas segue correndo, também em parte. Assim posto, a explicação fica embaralhada, mas a imagem de muitos corredores, divididos entre o recolhimento da bacia envergonhada, a coragem do peito que avança e a cabeça que recua ressabiada, instalados em várias cisões que dispersam energia e exigem mais e mais esforço para prosseguir, ilustra essa afirmação. Essas partes – bacia, peito e cabeça – que compõem um mesmo corpo que corre para uma única direção projetam-se em direções opostas a partir de forças que desconectam esse corpo, provocando "dores".

O corpo físico tem sua sabedoria para a corrida, movimentos voluntários e involuntários que buscam a melhor forma possível, mas o sujeito e sua subjetividade não têm limites. O sujeito transita nos ambientes e em seus campos de percepção que acentuam a intimidade e dinamizam a ação e suas consequentes "viagens", momento em que ele pode se perder do próprio corpo físico, de seus limites e possibilidades. Nessa indefinição permanente e desconhecida pela pessoa durante a corrida, no exemplo dado, as partes corporais podem executar a ação de correr com intenções contrárias, estabelecendo uma constante experimentação, pelo sujeito, da possível desagregação da forma. O sujeito em si executa o movimento por meio de uma ação voluntária: o agente em si acompanha o movimento voluntário com respostas involuntárias, com ajustes necessários para a reequilibração, quer o sujeito perceba ou não. A percepção das relações das partes em si pode ser interrompida por meio de uma rigidez muscular, uma trava articular ou a ausência de presença (endurecimento, desabamento, falatório, aceleração, desatenção). Sem que se perceba, o encontro é impedido e as partes ficam desconectadas na ação mecânica, evitando a continuidade do fluxo de excitação que, intenso, pode ser vivido como um transbordamento corporal, assustando o sujeito. Dessa forma, durante a ação na qual as partes não se relacionam de fato, a cabeça avança enquanto a bacia recua, em combinações desajeitadas que desvitalizam a dupla sujeito-agente.

O uso do corpo físico acompanhado dessa desafetação facilmente pode promover lesões nos tecidos do agente-sujeito, que, desavisado, permanece repetindo uma ação ou restringindo-a, o que garante os mesmos desgastes. Dessa forma, esses tecidos não serão "curados", visto que essa ação/não ação promove um sistema que dispersa energia e emperra os jogos de forças que atuam sobre o corpo; essa ação/não ação, determinada pelas várias intenções disparadas no corpo pelo aumento da excitação, continua ativada na prática de viver. Assim, o agente permanece em risco constante e não se apropria desse risco; o mau uso do sistema musculoesquelético leva ao desgaste e à lesão do corpo, promovendo doenças e interrompendo a continuidade da prática do exercício. Já o sujeito, diante dessa desafetação, de certa forma e por certo tempo, se protege tentando afastar-se do sofrimento, mas fica impedido de se emocionar com a vida, o que implica isolamento e falta de amadurecimento.

Distinguir o agente, aquele que age sobre si e sobre os ambientes, do sujeito, aquele que pessoaliza a ação com base em suas leis internas, pode evidenciar questões que passam despercebidas pela pessoa, integrando e conectando o indivíduo de maneira intra e extrapessoal. Novamente, a diferenciação proposta não exclui, mas separa e aproxima, regendo a evolução.

Ao nascer, o bebê herda um complexo sistema reflexo, que coloca seu corpo em ação. Tais ações, ao menos nesse momento inicial, não têm um propósito. Como exemplo da confusão entre ações reflexas e uma ação com propósito, é comum ouvir pais dizendo que o bebê já quer andar, pois ao colocá-lo em pé ele aperta os pés contra o chão, dando "passos". Essa é uma ação reflexa que não acompanha a marcha nesse momento inicial da vida.

Para desenvolver uma boa marcha, o bebê precisa ficar distante dessa questão, por ora; primeiro deve amadurecer outros aspectos. Deve esperar o desenvolvimento dos tecidos nervosos, musculares e ósseos. Enquanto isso, não está "à toa": segue constituindo e afirmando o funcionamento da camada visceral, "o maquinário" que processa o combustível que gera energia e excitação, dando um primeiro suporte a esse corpo. Tal maquinário deve ser capaz de processar alimentos, oxigênio, amor, ódio, solidão e, desse modo, gerar o próprio corpo.

O recém-nascido apresenta, também, ações reflexas que movem cabeça, braços e pernas simultaneamente, sem determinar nenhum alcance. Dessas ações reflexas e por esses caminhos nervosos reflexos nascem ações preenchidas de escolhas, desejos, necessidades. Surge, então, um agente nem motivado, nem pessoalizado e, ao longo da vida, nasce o sujeito, pessoalizando suas ações, motivado, interessado, dependendo dos ambientes e das possibilidades para experimentar diversas vezes antes de saber e de produzir. Assim, o agente por meio de sua herança ancestral, quando acompanha e é acompanhado do sujeito em si, torna-se sujeito-agente – tendo suas ações mais e menos eficiência.

A excitação fica entre esse agente e esse sujeito, encaminhando o sujeito-agente ou o agente-sujeito para mais vida. A importância dada a QUEM protagoniza a situação – ora o agente-sujeito, ora o sujeito-agente – vai depender das necessidades que emergem nos ambientes internos e externos do indivíduo em cena. A questão da centralidade entre o agente e o sujeito segue governando e orientando o indivíduo para a melhor resposta possível diante dos acontecimentos vividos. As oscilações dinâmicas e o trânsito entre o agente e o sujeito em si vão determinando QUEM está no centro do cuidado.

Os fisioterapeutas e educadores físicos estudam e aplicam seus conhecimentos para desenvolver o corpo agente e, muitas vezes, desconhecem as interferências do sujeito nas ações de tal corpo. Os filósofos e psicólogos baseiam-se no corpo sujeito e, em geral, desconhecem as interferências do agente no desenvolvimento desse corpo. Poderíamos acomodar nessa falta de diálogo os terapeutas alternativos, que lidam com o corpo energético, mas meu parco conhecimento não permite abordar o assunto. Sigamos, assim, com o tema da excitação/energia.

Movimentos voluntários, a partir de um sistema neuromotor, da continuidade e globalidade das fáscias e da forma óssea, desencadeiam movimentos involuntários de ajuste e adaptação, ações que conectam as partes do corpo garantindo a agregação e mais conexão. Para melhor manejar esse conjunto de estruturas diversas, consciente e inconscientemente, o sujeito precisa perceber os acontecimentos.

Ao realizar os movimentos de forma mecânica, o sujeito pode permanecer fora do acontecimento, como observador, preservando-se de certo risco, o risco de viver. Mas, ao mesmo tempo, os terapeutas corporais e as terapias de conscientização corporal, práticas de grande valor que tentam promover a presença do sujeito durante as ações corporais, não dão conta da excitação, pois agem em "terreno higiênico", um ambiente sem conflitos. Estes são favoráveis e protegidos demais, e a excitação assusta; por isso, é importante lidar com a produção de excitação gerada na vida real, na qual tudo acontece simultaneamente. É fundamental reconhecer a presença da excitação e sua intensidade, e também acompanhar esses fluxos com estruturas que a canalizam, oferecendo passagem, favorecendo o processo de amadurecimento do sujeito-agente.

As partes corporais estão em relação em qualquer corpo; portanto, com base nessa relação, o agente em si desenvolve mecanicamente seus movimentos da melhor forma possível. Somente quando o sujeito em si se dá conta dessas relações é que se estabelece, reconhecidamente, o encontro entre as partes corporais e a excitação dispara. Nesse instante em que o encontro entre as partes se define, desdobramentos se intensificam, deslocando de fato o sujeito. Após a distinção entre sujeito e agente, cada encontro advindo do diálogo entre essas partes definirá um sentido e poderá promover mais vitalidade e amadurecimento.

Não é necessária uma ação tão intensa, como a corrida, para reconhecer e intensificar a presença da excitação em nós. Usei esse exemplo para facilitar uma descrição tão viva para mim. No Capítulo 5, "Momentos clínicos", transcrevo duas aulas em grupo nas quais, a partir de um gesto simples e suas relações, nos encaminhamos para afetos marcantes. Siga para lá caso queira entender mais sobre o agente e o sujeito, sobre permanecer sensível durante uma ação corporal e sobre o encontro com o acaso.

Na verdade, para a excitação, basta um encontro: aquele gerador de energia, que se avoluma em fluxo e determina uma orientação e um sentido para que a excitação possa percorrer e desembocar na ação de deslocamento que comunica, promovendo um novo encontro. Mas é também nesse instante, no qual a experiência pode se abrir para o inesperado, que aparece o medo de que "algo" ocorra. Ao desativar o controle diante do inesperado, somos acompanhados de respostas vivas, somos preenchidos da excitação que move, e o medo genérico pode abrir espaço para o medo específico.

Conflitos inerentes

Nosso organismo é composto por estruturas interdependentes, ocorrendo o processo de amadurecimento na conciliação entre necessidades conflitantes. Nessas poucas palavras já pretendo destacar a presença do conflito inerente ao sujeito.

Podemos constatar o conflito permanente entre as camadas que constituem o corpo físico – visceral, neuronal, muscular, hormonal – e na relação dessas camadas com a função, o tempo e o espaço e a transmissão de força. Usarei o termo "transmissão de força" no sentido mais amplo da palavra "força", dirigindo você, leitor, às possibilidades e aos modos que cada trama de tecidos tem de transportar, impactar, influenciar e comunicar de modo intra, extra e interpessoal.

A camada visceral é composta por órgãos com peso, volume, proximidade, sendo seus movimentos constantes e geradores de energia. Tal energia surge do processamento e da distribuição de nutrientes. Assim, querer acelerar o trabalho das vísceras não adianta nada, dado que seu funcionamento é contínuo e seu processo tem ritmo lento e próprio. A transmissão de força acontece o tempo todo no contato e na presença, na ocupação de determinado local no corpo e do limite desse espaço no corpo.

A camada hormonal, invisível a olhos nus, mas extremamente sensível a qualquer alteração do todo, permanece regulando, nutrindo e adaptando o sistema corporal. Os hormônios são distribuídos no corpo dependendo dos estados corporais determinados, acompanhando e estabelecendo o crescimento, o envelhecimento, a digestão. Da mesma forma, os hormônios são derramados no corpo diante de estados corporais aleatórios, acompanhando e definindo o susto, os encontros, os amores. Nesse sentido, sua função impera sobre o tempo e mantém relação com os acontecimentos. A transmissão de força acontece mediante uma regulagem constante, gerenciando a intensidade dos fluxos.

A camada neural, extensa e responsável pela comunicação constante entre necessidades do meio externo e do meio interno, busca garantir a sobrevivência ou a melhor vida; é ágil para perceber e tem pressa em colocar tudo no lugar. O tecido neural se polariza e se despolariza gerando ondas de corrente elétrica, transportando fluidos protoplasmáticos. A camada neural, com sua forma e função, garante intimidade entre o cérebro e os músculos – propiciando, dessa forma, relação direta com o corpo. A transmissão de força acontece em redes.

A camada muscular, composta por dois tipos de inervação, ora tem pressa e cansaço, ora não estabelece o tempo e se mantém trabalhando. Funciona em dois relógios: a eternidade e a finitude, o constante e a mudança. Os tecidos musculares exercem um padrão constante e irregular de pulsação nas diversas e necessárias ações corporais. Nos tecidos musculares, o pulso, que é dispositivo da vida, apresenta variações no tempo, na orientação e na pressão, continuamente. A transmissão de força acontece por meio de linhas de força.

O corpo emocional, simplificando, também apresenta seu conflito permanente estabelecendo um jogo constante entre os desejos e as necessidades, entre as emoções e os sentimentos, entre os sentimentos e os entendimentos, entre os interesses pessoais e os aspectos sociais, culturais, políticos e econômicos, resultando em uma ação/não ação. Estou chamando de "corpo emocional" a relação íntima do cérebro com o organismo e suas ações complexas, ora herdadas da evolução, ora respondendo à percepção das alterações ocorridas nos acontecimentos.

Para continuar aprendendo, o corpo cognitivo necessita do outro, do espaço e do tempo, constituintes de um ambiente favorável, quando confiável, para a experimentação, elaboração e aplicação do material em aprendizagem; só então se define uma apreensão, se estabelece um conhecimento que é tomado para si. É possível imaginar a quantidade e a qualidade de conflitos nesse ambiente de convivência entre duas ou mais pessoas e objetos, tecnologias, informações.

Jogos de força versus *jogos de poder*

Em minha prática, a porta de entrada para o processo terapêutico é o corpo físico, ganhando a camada mesodérmica, isto é, músculos e ossos, importância. Aprendi que os músculos podem contribuir para a organização do conjunto ou atrapalhá-la, diante da presença ou da ausência de diálogo entre as partes que compõem o todo. Os encadeamentos musculares e articulares deverão exercer sua função a partir de jogos de força que colocam o esqueleto em dinâmica funcional, resultando em ação. Tais jogos são totalmente diferentes dos jogos de poder, nos quais os ossos serão puxados em uma direção na tentativa de facilitar o trabalho de um grupo muscular em detrimento de outro, fixando o esqueleto e interrompendo sua possibilidade de escolha funcional.

Logo, os jogos de força promovem adaptação, ajustes e ação para o momento presente; são, portanto, dinâmicos e alteram a forma constantemente. Já os jogos de poder buscam manter um lugar independente da necessidade do momento presente, sendo, portanto, fixadores.

Diante dos jogos de força, encontramos um corpo vivo capaz de responder ao acontecimento de forma real, permitindo-se o encontro e a ação na relação com os ambientes interno e externo, com pessoas, forças, tempo e espaço. Diante dos jogos de poder, encontramos um corpo incapaz de estar realmente presente, hiper ou hipossensível, o que altera sua condição de afetar e ser afetado. Essa possível desafetação interrompe um contínuo, instalando um território corporal que favorece a produção de um indivíduo desatualizado, com respostas que desconsideram as relações com o tempo presente; um indivíduo menos adaptado, com respostas prontas e copiadas de modelos que não se encaixam em sua realidade – o que causa sofrimento e estagnação.

Relação de forças

Tentemos reconhecer algumas das estruturas concretas que ilustram excessos, suficiências e faltas na relação de forças de um corpo vivo.

No corpo, o grupo muscular e articular PM, que contribui para nos colocar em pé, pode também nos empurrar para a frente. Esse encadeamento musculoesquelético se localiza na região posterior e mediana do corpo, segue da região dos olhos para cima e desce, por trás do corpo, até a planta dos pés. Sua ação levanta o esqueleto do chão e impede que o corpo tombe com a ação da gravidade, que o devolveria à posição de quatro. Sua localização favorece a boa e a má ação do organismo, dependendo do reconhecimento e do manejo que o adulto faz dessa parte do organismo e da negociação entre outras camadas interdependentes do indivíduo.

Caso haja excessiva aplicação de forças nesse mesmo grupo muscular que levanta e sustenta em pé, o corpo pode ser empurrado para a frente exigindo mais e mais trabalho desse encadeamento de músculos. Imagine uma pessoa em pé e seus músculos posteriores puxando as pontas do corpo, cabeça e calcanhares, para trás e, ao mesmo tempo, empurrando o centro do corpo para a frente. Essa postura "combativa" será acompanhada de uma sensação de queda e risco constante; dessa forma, a aplicação de força na cadeia PM, que corresponderia ao deslocamento do corpo na direção do alcance de algo necessário para aquele corpo, perde as medidas e altera a compreensão da "fome" daquela pessoa. O termo "fome" identifica um sentimento que impulsiona o corpo para buscar algo que lhe é necessário. Nesse caso, diante do impulso constante de avançar, o sujeito sofre uma alteração na percepção das próprias necessidades e vive uma experimentação constante de queda.

Essa "postura", que empurra o corpo para uma direção anterior, se retroalimenta e gera necessidade de mais atuação do mesmo encadeamento de músculos, estabelecendo o jogo de poder que fixa o esqueleto e impede sua função dinâmica na relação com os acontecimentos atuais. O sujeito fica dominado pela busca de um lugar e pela necessidade constante de se anteriorizar para não cair. Física e emocionalmente, permanece antecipando uma ação que, saltando ou paralisando, busca uma reequilibração que não acha lugar, pois a modelagem desse corpo, quando fixado, estará sempre diante do desequilíbrio anterior. Nesse sentido, "aqui" nunca é o lugar.

Contrariamente, o outro grupo muscular, AM, que enraíza e garante a base e o apoio do corpo, em excesso, pode impedir seu avanço. Localizado na região anterior e mediana, entre boca, peito, barriga e região interna das pernas até os primeiros dedos dos pés, funciona mantendo firme o eixo anterior e os pés bem posicionados no chão. Uma aplicação de força "suficiente" nessa região sustenta o eixo anterior para garantir que o corpo esteja no presente/lugar, porém não impede o prosseguir para o "amanhã", o deslocamento.

Esse grupo muscular e articular pode garantir uma boa parede de proteção para as vísceras e uma sensação de contenção e saciedade. Sua localização na frente do corpo permite trocas constantes com as vísceras e com o outro, ampliando as experiências de contato e pedindo ora proximidade, ora separação. Na ausência ou no excesso de aplicação de força desse grupo muscular, novamente, altera-se a compreensão da "fome" de um corpo que deseja permanecer no lugar. Nesse corpo, dominado pela fixação no lugar, o outro ganha destaque para estar junto ou para carregar. Qualquer deslocamento, em si ou na relação com o outro, estabelece o risco do rompimento com a "terra", com a origem, indicando a possibilidade da solidão e o risco da sobrevivência.

Esses dois grupos de encadeamentos musculoesqueléticos estão localizados opostamente e frente a frente, com funções sinérgicas; nesse sentido, um controla o outro nas faltas ou nos excessos, gerando uma orientação móvel para os dois sentidos, frente e trás. Porém, se um ou ambos os encadeamentos agem excessivamente, podem gerar confusão na organização do equilíbrio frente/trás, além de interferir na pressão interna do corpo e na pulsação dos órgãos internos ao fixar torções e assimetrias no esqueleto. A camada de tecidos mais sólidos, os ossos, fixados pelo poder muscular com seus tecidos mais elásticos, com o tempo, perde sua forma original facilitadora do funcionamento mecânico e fisiológico. Tal alteração na forma do osso e a desorganização de forças musculares interferem no bom funcionamento das vísceras, que sofrem o excesso e a falta de pressões reais – e a consequente desorganização no processamento dos nutrientes, na troca gasosa e na produção de energia. Essa interferência no funcionamento das bombas pulsáteis desorganiza o fluxo excitatório e evidencia a função muscular.

Ao se apropriarem do esqueleto, fixando as partes ósseas em determinadas posições, os grupos musculares garantem, nocivamente, seu posto como principal agente para colocar o homem em pé. Sem poder reconhecer, satisfatoriamente, a produção primária de energia promovida pelo maquinário visceral nem contar com ela, o sujeito dependerá desse arranjo de forças musculares e de um consequente e constante esforço que promove, ainda mais, os jogos de poder e a formação de um corpo engessado e desatualizado.

Seguindo o mesmo raciocínio, citarei mais alguns exemplos. Denys-Struyf (1995, p. 25) ilustra e explica cada um desses encadeamentos musculares e articulares: “Nossas formas de equilíbrio e os seis grandes conjuntos musculares serão relacionados ao diálogo que o corpo estabelece a partir de sua percepção do espaço, do tempo e das escolhas daí decorrentes”.

O encadeamento muscular PA, que equilibra e garante o eixo vertical do corpo do indivíduo em pé, mantendo a cabeça sobre o tórax, o tórax sobre a bacia e a bacia sobre os pés, pode enrijecer para manter a “forma perfeita”. Garantir essa qualidade de equilibrar as caixas ósseas umas sobre as outras estaticamente e, ainda, possibilitar o movimento – seja um gesto, um ajuste ou um grande deslocamento – é tarefa difícil e “eterna”, existindo enquanto dura a vida. Esse grupo muscular está localizado mais internamente e na relação direta com o eixo vertebral e o posicionamento do tronco, determinando certa posição do esqueleto que facilita os arranjos necessários diante da falta, do excesso e das necessidades de uma pessoa. Além disso, os ajustes, as ações e as adaptações advindos desse encadeamento muscular favorecem a manutenção da relação necessária entre tecidos diferentes, garantindo uma boa respiração, sobretudo por intermédio do diafragma, grande músculo que se localiza entre tórax e abdômen, “dividindo” o corpo. “Dividir”, aqui, pode ser separar, desunir, delinear e compartilhar, dependendo do jogo de forças ou de poder instalado, dependendo da qualidade viva das camadas que compõem uma pessoa. Essa posição do músculo ajuda a manter viva a comunicação dos aspectos mais aéreos e mais terrestres do corpo humano. Daí advém a sensação da forma perfeita, uma sensação de bem-estar diante de um corpo bem instalado e forte, não fixado, mas ágil e resiliente. Daí deriva, também, o desejo da fixação da forma, a ilusão do encaixe perfeito, permanentemente equilibrado, busca desgastante que distancia as pessoas dos seus aspectos mais vivos.

O grupo muscular AP, complementar ao citado anteriormente, não fixa uma forma e garante a alternância das posições do esqueleto no espaço, mas também pode perder a sustentação e colapsar. Esse encadeamento faz dupla com a cadeia PA, realizando o encadeamento de músculos e articulações responsáveis pela verticalização do eixo vertebral e pelo endireitamento do tronco. Os dois encadeamentos, vivos, alternam os sentidos na orientação para cima e para baixo do corpo, evitando as fixações da atitude postural.

A ação exercida sobre o grupo muscular AP e a partir dele permite-nos, acima de tudo, descer, "ser pequenos". Sua localização é profunda e em torno do eixo vertebral; os músculos em questão são orientados obliquamente, unindo frente e trás do corpo, determinando alterações rápidas nas posições do esqueleto e favorecendo os ajustes sutis necessários diante da falta, do excesso e das necessidades de uma pessoa. Nesse caso, no excesso ou na falta da presença dinâmica desses dois grupos musculares, as fixações não buscam um lugar ou orientação fora do organismo, mas exercem forças nele próprio, como se o que está fora fosse desnecessário. O corpo conduzido por ações dessas duas cadeias musculares – uma que estende axialmente e a outra que assenta o esqueleto – pode definir, no excesso ou na falta, um sujeito que experimenta uma expressão "arrogante" diante das necessidades daquilo que está fora de si, como se fosse autossuficiente, enrijecendo-se e verticalizando-se. Ao mesmo tempo, a mínima dúvida sobre essa autossuficiência ativa o seu contrário, e a pessoa experimenta o colapso, a falta total. Insisto na alteração da "fome", também presente nas outras formas corporais, como presença constante nas moldagens dos corpos, indicando os arranjos complexos que cada pessoa faz para garantir sua sobrevivência ou uma vida melhor.

Encontramos ainda a cadeia muscular PL, que atua na exploração do ambiente externo por meio das rotações externas das pernas e dos braços. Tal ação de rotação externa dos membros, que "carrega" o sujeito para a exploração, pode dispersar força e atenção diante de tantas descobertas. Já o grupo muscular AL, que recolhe e concentra as partes do corpo em rotações internas, favorecendo a espera e a análise, o reconhecimento detalhado e "seguro" do ambiente interno, pode facilmente aprisionar a pessoa em excessivas rotações internas. Nesse caso, o sujeito pode impedir as trocas entre os meios interno e externo. Esses dois grupos de encadeamento muscular estão localizados lado a lado, sempre "dividindo" um território corporal e suas ações, que ora se dirigem para fora, ora se dirigem para dentro. Novamente, os vários sentidos da palavra "dividir" podem acompanhar a experiência ou, ao contrário, fixar um padrão de resposta, apresentando uma pessoa "aberta" ou "fechada", "dominadora" ou "submissa" diante dos conflitos de território.

Equilíbrio vivo

Onde há o bom encontramos o ruim, e daí advém nosso grande desafio; nada está pronto. Reconhecer e aceitar essa realidade colabora enormemente para a conquista do amadurecimento e da autonomia. Diante da intensidade do pulso, dispositivo que mantém a vida, precisamos organizar um equilíbrio vivo e, principalmente, em pé; cada indivíduo parte de certo desequilíbrio estabelecido por essas forças moldadoras dos corpos. Assim, cada um, com seu corpo físico, parte de um desequilíbrio específico para uma reequilibração; portanto, cada um determina uma orientação específica para o alcance desse equilíbrio. Essa moldagem pode estar viva ou fixada, dependendo da capacidade que o sujeito tem de se perceber e da "liberdade" que o agente tem para se exercer na vida. Trata-se de uma liberdade propositiva, no sentido de criar possibilidade de escolhas e responsabilidades; ela não nos orienta para o "posso tudo", mas para posso e não posso algumas coisas.

Favre (2014) usa a palavra "aquário" para envelopar o ambiente vivo onde os acontecimentos se dão. Dentro desse aquário, os corpos e suas formas são ambientes gerando respostas, seguindo sensíveis:

> Tudo isso está boiando no aquário... linguagens, formas, comportamentos, conceitos... tudo isso é coletivo. Quando você faz o gesto, já está ficando porosa para o aquário... A ação antecede a experiência... Esse é um princípio do pragmatismo de William James. A ação dispara por si só, a partir da forma do corpo, ali, em seu estado presente. Podemos aprender a regulá-la ou não, retardá-la ou não, torná-la nossa ou não.

A presença da camada endodérmica, tecido que compõe as vísceras, garante o processamento de energia. No entanto, nos encontros, o aumento da excitação pode indicar muitas direções que confundem e amedrontam e, rapidamente, ativar a camada ectodérmica, acionando um mecanismo de defesa que não pode esperar para completar a ação. Esses tecidos que compõem a camada ectodérmica – pele e sistema nervoso – garantem a velocidade para solucionar um problema e encaminhar a ação, e essa necessidade de ação traz-nos de volta para a camada mesodérmica.

Somente mantendo a comunicação entre essas camadas interdependentes que constituem a pessoa podemos amadurecer. Todos os grupos musculares têm funções importantes, bem como todos os tecidos que formam uma pessoa; respirar e dormir são tão fundamentais quanto comer e mover-se. As diferenças estão na urgência e na quantidade singular para cada um, que deve perceber seus modos e necessidades para manejar seu caminho. Valorizar simplesmente uma camada em detrimento da outra desconsidera o processo do sujeito singular.

A experimentação e a compreensão dessa composição, a presença e a necessidade de um contínuo que gera mais vida, um processo que segue um fluxo, uma orientação e seus sentidos valorizam o encontro e o diálogo decorrente dele. Tal diálogo é estabelecido entre a excitação, a aplicação de força sobre si e sobre o mundo e as pressões externas – sendo a excitação produzida nos encontros a base do vivo; a aplicação de força sobre si e sobre o mundo organizando, contendo e canalizando a excitação; as forças externas promovidas por tempo, espaço, ação da gravidade e outras pessoas resistindo e empurrando o conjunto do indivíduo, definindo e promovendo passagem para os fluxos que formam e regeneram as camadas que compõem a vida humana. Essa composição em camadas vivas e suas diferenças estabelecem um campo de conflitos constantes. Estes, por sua vez, geram formas cada vez mais complexas que contêm funções cada vez mais específicas, possibilitando arranjos vivos: trânsito, agilidade e resiliência.

Para amadurecer, o adulto precisa dialogar com as várias camadas que o compõem e descobrir "quem é o dono do pedaço". Com isso, é possível reinstalar os jogos de força: físico, comportamental, emocional e cognitivo. Para haver diálogo, a prática confirma, é necessário o encontro entre o sujeito e o agente. Porém, é preciso, simultaneamente, diferenciar essas duas estruturas em si mesmo. Já os bebês e as crianças, para amadurecer, necessitam e merecem ser olhados na sua existência pulsátil, na não ação, na não produção de respostas, no avesso do direito. A experimentação, pelo bebê, do que o move – acompanhado de um adulto –, ora mais perto, ora mais longe, promove um ambiente de descobertas que, mais cedo ou mais tarde, serão respostas para o mundo externo. O aprendizado depende sobremaneira da condição que a criança tem para existir nos ambientes e, simultaneamente, organizar a própria excitação gerada nestes. Aprender a lidar com a própria excitação é, em primeiro plano, uma exigência para prosseguir aprendendo. O aprofundamento desse tema merece, no entanto, outro livro.

Os pés

No livro *Convite à filosofia* (2006), Marilena Chaui escreve sobre o pensamento mítico usando Édipo para exemplificar como o mito organiza a realidade por meio de sentidos analógico e metafórico, isto é, uma coisa vale por outra, substitui outra, representa outra.

> No mito de Édipo, por exemplo, os pés e o modo de andar têm um significado analógico, metafórico e simbólico muito preciso. Labdáco, avô de Édipo, quer dizer "coxo"; Laio, pai de Édipo, quer dizer "pé torto"; Édipo quer dizer "pé inchado". Essa referência aos pés e ao modo de andar é uma referência à relação dos humanos com o solo e, portanto, com a terra, e simboliza ou metaforiza uma questão muito grave: os humanos nasceram da terra ou da união de um homem e de uma mulher? Se da terra, deveriam ser imortais. No entanto, morrem. Para exprimir a angústia de serem mortais e o fato de os humanos, portanto, nascerem de um homem e de uma mulher e não da terra, o mito simboliza a mortalidade através da dificuldade para se relacionar com a terra, isto é, para andar (coxo, torto, inchado). (p. 165)

Quando o indivíduo atinge a postura ereta, os pés ganham importância e os jogos de força são alterados. "Adaptado à posição bípede, o pé humano desempenha uma dupla função: deve receber o peso do corpo e permitir o desenvolvimento progressivo dinâmico do passo, durante a marcha. Isso supõe, simultaneamente, resistência e flexibilidade." (Calais-Germain, 1991, p. 257)

Além de os pés serem objeto marcante do ponto de vista arquitetônico e do conjunto mecânico, em minha prática profissional, eles contam muito sobre os aspectos sensíveis das pessoas por meio das dores e desorganizações ali localizadas. Em pé, os pés passam a garantir uma relação complexa entre o corpo e a terra: fusão, apoio, pressão e separação. Estando em pé, ora os pés estacionam sobre o chão, ora o empurram levemente, ora o fazem com força, ora perdem contato. Porém, de início, os pés do bebê se esparramam pelo chão, desabados e planos, estabelecendo uma relação de fusão com o chão. A terra atrai o corpo de volta para a posição quadrúpede; são os pés que empurram o solo, garantindo a resistência e o deslocamento.

Relação com o chão

O homem, em pé, precisa diferenciar, acentuar e organizar sua relação com o chão que o sustenta, de baixo para cima, diferenciando os pés da superfície do chão e definindo melhor essa presença sem perder a relação com esse chão. Diante da presença e da aplicação de força dos pés na relação com o chão, busca conquistar o próprio corpo na relação com a terra. Quando o sujeito reconhece e define o contorno dos pés, pode acionar o agente em si, que, voluntariamente, vai aplicar força nos/dos pés contra o chão. A presença dos pés, simultânea e involuntariamente, favorece um contorno corporal mais ou menos definido. A presença dos pés, em relação ao chão e diferenciada dele, promove alterações espaciais no conjunto corporal, cuja superfície e profundidade afetam o meio externo e são afetadas por ele. Assim, meio interno e externo promovem, no contorno corporal, pressões que garantem conteúdo e continente. O macro repete o micro, como uma célula composta por meio interno, membrana e meio externo, gerando novos ambientes a partir do deslocamento do seu conteúdo e das trocas sem jamais perder seu contorno; o corpo, "parado" e ao se "deslocar", deve ter a possibilidade de manter-se dentro gerando um fora.

Microuniverso corporal dentro do macrouniverso corporal, dentro da superfície corporal, dentro de forças que contribuem na sustentação de uma forma dentro do ambiente, dentro da família, dentro da sociedade...

A presença viva dos pés é um facilitador na conquista de um corpo resiliente. Diante da variação de aplicação de força nos/dos pés, o conjunto corporal pode se definir e se regular promovendo o próprio contorno. O uso da palavra "resiliente" acompanha a experiência do corpo ao se deformar e se reformar partindo, entre outras variáveis, dessas alterações de aplicação de força nos/dos pés. Resiliente como resposta viva de um corpo capaz de se lançar, se retirar, se esticar, se encolher, se dobrar – e tudo isso com a capacidade de se recuperar, com o potencial de garantir uma forma. Essa forma corporal resiliente contribui para manter um contorno corporal que cumpra com o limite que o diferencie do mundo externo, colaborando, assim, para que o sujeito-agente possa se exercer e manter fora de si aquilo que está fora, captando somente o que necessita e pode "digerir" no momento. Segue alimentando-se e garantindo o tempo próprio de digestão para os nutrientes diversos, respeitando as necessidades, quantidades e diferenças da "fome" da pessoa em formação.

Os vínculos e a fome geram excitação, intensificando a produção e a presença do mundo interno; a aplicação de força sobre si e a ação/não ação regulam e adaptam os corpos. A excitação e os jogos de força vão modelando a forma e garantindo uma função; a força de atração da terra, a pressão atmosférica e as pessoas estabelecem o limite externo. A relação dessas partes, o trânsito entre os mundos interno e externo, as orientações e seus sentidos vão deslocando e desafiando o sujeito-agente na prática de viver.

Quantas variações de encaixes e combinações emergem desses encontros? Corpos achatados e desafetados serão capazes de reconhecer e manejar tantas variações do vivo? Como seguir sensível diante da supremacia das referências externas?

Proponho um exercício em pé:

Fique em pé e perceba como está assim.

Perceba o apoio dos pés no chão.

Permaneça um tempo com os olhos fechados.

Como é o contato dos seus pés no chão?

Você distribui o peso do corpo de maneira igual nos dois pés?

Será que um dos pés recebe mais peso do corpo que o outro?

Seu peso corporal está mais à frente ou mais para trás nos pés?

Há diferença entre os apoios nos lados direito e esquerdo? Há diferença entre os apoios na frente e atrás?

Você já tinha percebido o que percebeu agora?

Como essa percepção o afeta?

Como essa percepção pode contribuir com a sua posição em pé?

Desafios da forma em pé

O sujeito capaz de perceber seus pés diferenciados do chão e na relação com este pode limitar e definir melhor suas paredes, garantir as pressões de dentro para fora e vice-versa: manter seus conteúdos dentro e estabelecer trocas com o meio externo que garantem a nutrição. O sujeito que percebe suas paredes corporais estabelece um diálogo constante entre sua "fome" e as ofertas. O agente capaz de aplicar força nos pés, diferenciando e mantendo-os na relação com o chão por meio de regulagens da pressão desses pés contra o solo, exerce a própria forma física desenhando melhor seu contorno global e favorecendo a conexão das partes corporais em si. O agente que organiza os pés na relação com o chão estabelece um trânsito constante entre as pressões internas e externas (Figura 1).

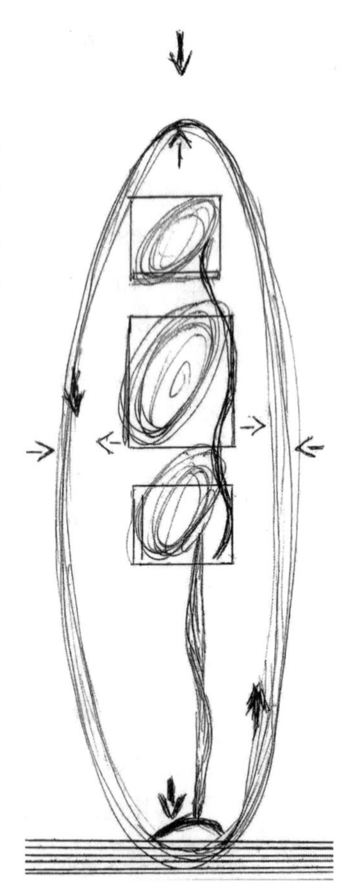

Figura 1

Em minhas *experimenta-ações* e em minha prática, encontro problemas concretos e subjetivos para diferenciar os pés do chão. Durante o deslocamento, mais do que estando imóveis, devemos constantemente relacionar as partes do corpo com a aplicação de força, com a localização no espaço, com a potência exigida e o poder possível, com o tempo, com as imagens e pensamentos gerados – em que, de modo inesperado, podemos encontrar as questões subjetivas.

A simultaneidade do acontecimento nos obriga a relacionar as partes; mesmo que não percebamos todos os recortes do acontecimento, lá estão todas as relações. À medida que o sujeito estabelece tais relações para dar conta do acontecimento, voluntária ou involuntariamente, instala-se um campo de percepções. Desse grupo de relações também fazem parte as questões subjetivas.

Tomemos como exemplo a inclinação anterior do corpo durante o passo, a caminhada e a corrida e as relações que acompanham esses acontecimentos. Em tal inclinação, a cabeça verticalizada mantém o olhar na horizontal. Porém, dependendo da força desse passo, são outras as exigências, sendo a posição da cabeça e do olhar alteradas na inclinação do conjunto corporal. Tal inclinação, dessa forma, pode provocar uma mudança na captação do horizonte – que, de modo singular, vai gerar afetos, interferindo na qualidade e quantidade dos ajustes derivados de um conflito entre ação e adaptação. O sujeito em si pode experimentar, sem consciência disso, a sensação de queda pela inclinação anterior do próprio corpo. O desequilíbrio exige ajustes do agente em si, ajustes que podem ser feitos de modo um tanto desajeitado e inconsciente diante dos "medos" do sujeito. Na ausência da percepção, pelo sujeito, dessa ação, adaptação e regulagem necessárias para o agente em si, ocorre uma separação da dupla agente-sujeito. O sujeito se distancia da exigência constante de mais ajustes e regulagens, da impermanência dos estados corporais, das alterações na aplicação de força, do reconhecimento da capacidade de se manter ou não de modo quantitativo e qualitativo na experiência. Tal ausência pode se dar por meio da rigidez muscular e articular, da ação acelerada, da resposta pronta, da falação que distancia da experiência, do silêncio que fecha os canais para as emoções que emergem.

Vários sistemas garantem o equilíbrio, sendo um deles o oculocefalógiro, que assegura a horizontalidade do olhar na relação com os movimentos da cabeça, além do aparelho vestibular, os receptores táteis e os cinestésicos. Esses dispositivos regulam e ajustam o equilíbrio estático e dinâmico. Nesse sentido, involuntariamente, caminhando, correndo e dançando, tais sistemas se incumbem de acertar o equilíbrio do conjunto, evitando a queda da pessoa. Porém, diante dos encontros-desencontros entre o sujeito e o agente, esse acerto do equilíbrio pode se definir muito desajeitado, ainda que eficiente, mantendo a pessoa em pé. Então, não se trata, aqui, de estabelecer uma postura ideal, mas de compreender a postura que está respondendo ao acontecimento e, diante dessa percepção, atualizar as respostas para garantir a contemporaneidade. O uso da palavra "contemporaneidade" pretende assinalar a possibilidade de uma coexistência da postura que está respondendo ao acontecimento e da postura que pode se associar a ela, atualizando a resposta ao mesmo acontecimento e, ao mesmo tempo, encaminhando-nos para um corpo de fato resiliente.

Diante dessa complexidade, encontro problemas concretos na inclinação do corpo para a frente promovida pelo passo forte – que avança as massas pélvica, torácica e craniana, aumentando a demanda de força e a atenção dos vários grupos musculares e da rede neural diante do desequilíbrio entre as partes do corpo e do corpo como um todo. Esse jogo de forças está presente quer o sujeito perceba, quer não, e o agente em si, motivado, terá de adaptar e regular o conjunto da ação e de suas resultantes. Vamos refletir sobre o uso da palavra "adaptação". Tomemos como exemplo a presença sensível dos pés, o chão e a marcha. Sou capaz de andar, mas o chão está muito quente e estou descalça; nesse caso, preciso me adaptar para caminhar até onde desejo chegar – nesse exemplo, calçando sapatos. O agente tende a essa adaptação o tempo todo, numa tentativa de ajustar o aparelho com o campo e com a ação. Para o sujeito, a adaptação pode ser formatação, mas para o agente ela é possibilidade.

A percepção da presença dos pés durante o caminhar possibilita agir sobre eles, encontrando a melhor pressão para o deslocamento. As paredes corporais, que vão abrir espaço para a passagem do próprio corpo, precisam de mais ou menos estrutura, dependendo da ação exercida no momento atual. As pressões internas e externas contribuem para garantir a forma/função que mantenha a agregação e a conexão satisfatórias para um corpo em ação (Figura 2).

O sujeito, porém, ao se afetar diante do passo forte, pode ser acometido por uma tontura, uma desacomodação no sistema de equilíbrio e deparar com um afeto, um estado de medo e atenção diante da surpresa do incontrolável. O encontro com o inesperado gera excitação, exigindo passagem para esses fluxos, essas correntes que encaminham o sujeito-agente para o próximo passo. Assim, corpo físico e emocional estreitam sua relação, disparando respostas para o acontecimento.

Nesse sentido, dependendo da capacidade do sujeito de absorver e concentrar essas forças vivas, pode interromper ou prosseguir com o processo de amadurecimento, pode não seguir adiante com medo da afecção. Pode saltar ou paralisar-se.

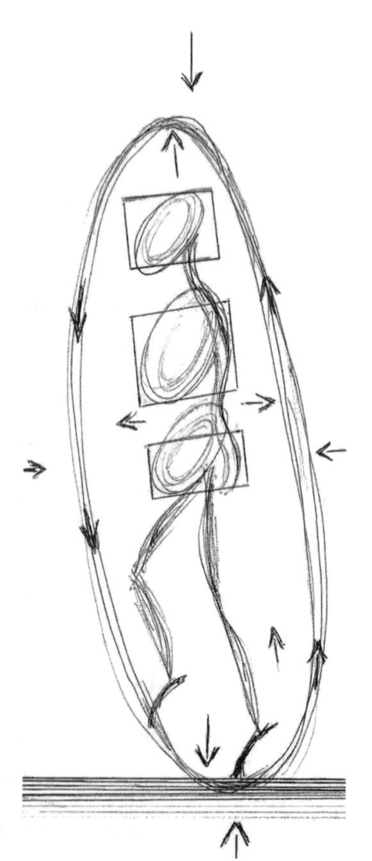

Figura 2

Diante da intensidade dessas forças vivas, o sujeito pode tentar se desafetar por meio de um corpo que barra seus sentidos e percepções. É, entretanto, o corpo sensível que ativa a própria resiliência, indicando a qualidade e a quantidade das próprias possibilidades.

Durante o passo forte, a presença do desequilíbrio pode ser vivida como uma possibilidade de desagregação das partes, gerando sofrimento. Tal desequilíbrio, aqui, é inominado, sem forma, sem contorno, um estado que o sujeito ainda não percebeu nem definiu. Um sujeito que achata ou enrijece suas sensações em busca de alívio para as situações "excessivas" que a vida oferece ou para as "faltas" com que depara rapidamente perde a conexão com as próprias formas e as informações delas provenientes, tornando-se incapaz de interferir de forma satisfatória sobre si. Tal incapacidade de ajustes desvitaliza e despotencializa o sujeito e seus deslocamentos.

A alteração concreta da visão do horizonte na relação com a posição da cabeça e dos olhos durante a maior e a menor pressão dos pés contra o chão dispara afetos. Essa alteração espacial da cabeça, do campo visual e do aparelho da visão interfere, reduzindo o alcance do horizonte, e pode incomodar os indivíduos mais ágeis ao experimentarem o perigo de não enxergar tão longe; as pessoas mais arraigadas, ao viver o aumento de excitação gerada no corpo, podem, ao contrário, se assustar com a própria intensidade vibrátil. Esse conflito permanente entre excitação e aplicação de força pede a sinergia entre grupos musculares agonistas e antagonistas, promovendo o jogo de forças que sustentam a forma e estabilizam as partes entre si e em relação constante. Essa forma intensifica o contato entre os tecidos diversos e promove intimidade, ideias, criatividade – e, nesse sentido, mais conflitos. As ideias e a criatividade geradas no corpo durante uma corrida, por exemplo, podem instalar um corpo que corre a fim de "desenvolver" essas ideias. O sujeito permanece correndo e, sem perceber, avança mais a cabeça que o restante do corpo, na tentativa inconsciente de chegar mais rápido, com alguma ideia, a algum lugar. A cabeça que avança não "conversa" com a bacia, que recua, evitando um possível tombo, ajuste instalado pelo agente em si. Os pés, talvez, passem a se arrastar evitando a aceleração do corpo, mas também podem se abrir, promovendo uma base mais larga e socorrendo o conjunto corporal. O risco de queda instalado pelo avanço excessivo da cabeça pede maior contração dos glúteos e espreme a bacia, evitando a excitação que, em fluxo, seguiria pelas pernas, aumentando a potência de deslocamento. Com base nas ideias geradas, o sujeito também pode permanecer correndo e, sem perceber, desejar o tempo todo parar de correr para começar outra tarefa, definindo o conflito excessivo na presença de uma bacia "sentada" que propõe a desaceleração.

O sujeito permanece em um conflito entre presente e futuro, desfavorecendo a presença do corpo na ação atual. Esses estados desconhecidos dificultam a aposta na conquista da presença viva dos pés no passo, dispositivo facilitador da conquista do próprio corpo na relação com o mundo externo. Assim, o amadurecimento do homem em pé fica comprometido, pois seus pés e sua presença viva no chão estabelecem dilemas, conflitos que exigem um diálogo permanente entre o agente e o sujeito.

Meu objetivo aqui é mostrar que o sujeito e o agente em si podem apresentar realidades diferentes, devendo cada realidade garantir o seu lugar. Quando o sujeito percebe as relações e reconhece as várias verdades presentes no acontecimento, consegue dialogar e agir sobre si, buscando a melhor combinação possível. Ao mesmo tempo, ao reconhecer e problematizar a ação/não ação, libera o agente em si para as melhores respostas possíveis do ponto de vista de um corpo físico, que também é regido pelas leis da física. Um corpo desprovido da presença de pés bem definidos, em uma atividade como a corrida, favorece a instalação de territórios que promovem as doenças musculoesqueléticas. Estas afetam os tecidos corporais que garantem a estrutura do homem parado e em deslocamento, interrompendo seu amadurecimento.

Os pés são a única região tátil em que ocorre uma aplicação de força direta na relação entre os mundos interno e externo do indivíduo. Essa relação é acompanhada do paradoxo com que convivemos ao longo da vida: empurrar o chão que nos atrai; equilibrar-nos no desequilíbrio; prosseguir vivendo sabendo que morremos. Os pés e a relação com o chão fornecem o sentido para a melhor configuração na relação intrapessoal, ou seja, a relação das partes do corpo entre si.

Quando, ao caminhar, avançamos ou recuamos o queixo, a bacia é afetada, experimentando um movimento na relação com a mandíbula. Caminhando ou correndo, a pressão mais ou menos forte dos pés estabelece uma relação de movimento também com a bacia. Esta, os pés, o tórax, a cabeça, o rosto, os braços e as pernas estão sempre em relação, quer o sujeito perceba, quer não. Reconhecer e problematizar essas relações orientam a dupla sujeito-agente para sua melhor forma possível.

Durante o deslocamento anterior do corpo, como ao caminhar, podemos ver pés fundidos com o chão, que se arrastam, evitando paradoxalmente o descolamento e gerando desconexão entre as partes que compõem o corpo. Este se desloca puxado pelo púbis. Fica a impressão de um caminhar sentado, no qual o passo é segurado pelo "breque" exercido pelos glúteos e pela força que retorna para o chão, dispersando energia e desvitalizando o organismo.

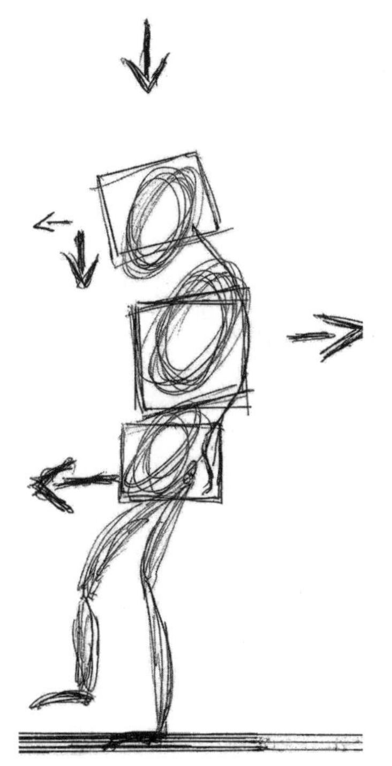
Figura 3

Na presença de um passo em que a força vem dos pés empurrando o chão, ao contrário, essa força subiria por trás do corpo e empurraria o conjunto corporal para a frente, favorecendo a necessidade de deslocamento anterior sugerida no caminhar para a frente. É comum encontrarmos também, nesse arranjo, uma cabeça que permanece para baixo, gerando um afundamento do peito, dificultando o avanço do corpo e promovendo a desconexão da cabeça com o tronco. Essa é uma combinação possível, mas minha experiência conta que podemos encontrar inúmeras outras (Figura 3).

Há também cabeças erguidas e pescoços estendidos à frente, enquanto atrás o mesmo pescoço achata as vértebras, buscando equilíbrio. Talvez esse corpo precise jogar os braços para trás e o peito para a frente diante de uma força excessiva, de cima para baixo, que desequilibra o conjunto corporal. Enquanto isso, os pés permanecem nas pontas, evitando o chão numa afirmação de autossuficiência. O indivíduo parece prestes a cair a qualquer momento, mas evita se apoiar de forma satisfatória no chão que o sustenta. A experiência é concreta e subjetivamente desagregadora, deixando o corpo desestruturado e abandonado à própria sorte. São orientações diversas e contrárias que dispersam energia, sendo a ação mantida à custa de muito esforço diante da briga constante de um corpo desconectado, com várias frentes e a falta da definição de um sentido (Figura 4).

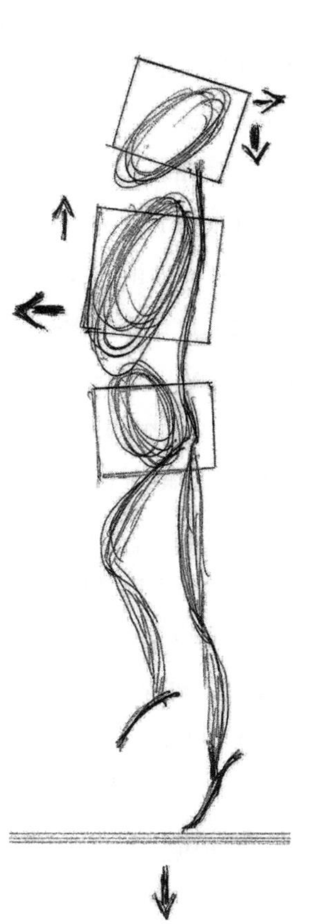
Figura 4

Potência e poder

Quando o aumento da intimidade entre nossos tecidos corporais, provocado por uma intensificação do pulso – dispositivo processador de energia –, desorienta-nos, podemos utilizar outro dispositivo: os pés na relação com o chão. A intimidade se estabelece no aumento do contato, na intensificação da presença, nas dificuldades emergenciais, nos conflitos. A produção de excitação gera mais intimidade intrapessoal e tudo isso se exacerba e nos encaminha para a simultaneidade. A relação dos pés com o chão promove uma melhor definição do contorno corporal, contendo e ajustando a excitação. Dessa forma, contendo e ajustando em vez de contrair e dispersar, manejamos nossas ações/não ações, garantindo agregação e conexão das partes corporais, além de favorecer o reconhecimento dos limites da força própria para manter-se em ação, sem o esforço que esmaga a si mesmo. Na tentativa de cumprir uma meta, uma idealização, uma superação, podemos nos distanciar de nós mesmos e aderir a algo que, na verdade, está nos esmagando.

Ao longo deste capítulo, a "palavra" poder aparece de diversas formas: possível, potência, força, esforço. Vamos diferenciar e definir melhor potência e poder. Do ponto de vista concreto de um corpo físico-comportamental-emocional-cognitivo vivo, potência e poder são diferentes. De modo geral, temos potência para estar em pé, correr, dançar, subir em árvores, porém nem sempre temos o poder específico para sustentar cada ação citada. Por exemplo, quando estou correndo e sinto minha potência, sinto que posso correr mais depressa, arrisco-me; meu coração acelera demais e falta capacidade respiratória para prosseguir, não tenho o poder de sustentar esse esforço na corrida. Tenho potência para subir na árvore, mas tenho medo de altura e não posso subir. O bebê, ao nascer, tem potência para se desenvolver de vários modos, mas nem sempre prossegue afirmando suas possibilidades. Assim, o esforço e a sustentação desse esforço interferem na conquista de um corpo vitalizado. Estou questionando a variação de ritmos das pessoas em seus ambientes e exigências.

Entendo que diferenciar os pés no chão instala um dispositivo para a comunicação entre o corpo e o cérebro, ajustando a melhor forma corporal possível e garantindo a circulação da potência que vitaliza. Tal vitalização favorece o desenvolvimento de mais poder das tramas de tecidos responsáveis por determinada ação para, então, no ritmo próprio, prosseguir. Diante das situações vividas por cada sujeito-agente, a melhor resposta possível pode não ser a melhor, mas é a possível. Distinguir potência e poder pode ajudar nas considerações sobre saltar/insistir/aceitar/desistir/esperar/paralisar diante da dimensão do vivido.

Ativar a presença dos pés instala um diálogo que encaminha o sujeito-agente para o amadurecimento. Diante dos passos firmes dos pés diferenciados do chão, experimentamos o futuro e o passado regulados pelo presente; essa é a ideia de potência de deslocamento e consequente amadurecimento do homem em pé. O amadurecimento demanda uma ação que transforma; para uma ação preenchida de si, serão importantes percepção e entendimento; para a percepção e o entendimento, é preciso experimentar no tempo e no espaço. Estamos de volta ao presente, de volta ao corpo presente.

Como ajudar uma pessoa na busca do mais simples ao mais complexo, do infantil ao adulto? Como acompanhar o amadurecimento da pessoa contando com as características da própria pessoa?

Em minha prática, observo muitas combinações com meus pacientes; são calibragens singulares, para estar em pé e se deslocar, que permeiam aquela pessoa há muito tempo e, eficientemente, prosseguiram até o momento em que não funcionam mais. É nesse estágio que o sujeito-agente ou o agente-sujeito precisa de ajuda, dependendo do estágio determinado pelo desenvolvimento biológico ou da camada na qual estão impressas as marcas de sofrimento. Corpos físicos paralisados em dores crônicas, crianças com sintomas dolorosos em um corpo assustado, adultos deprimidos, bebês com atraso no desenvolvimento neuropsicomotor, jovens com síndrome do pânico, crianças com dificuldade de aprendizagem.

Enfim, quem ou o que está no comando?

O sujeito-agente, diante dos encontros e da excitação gerada, pode organizar esses fluxos a partir do jogo de tensões e forças que direcionam a ação/não ação. Essa intenção corporal, em conflito permanente e livre, forma e deforma o corpo para a melhor resposta diante do acontecimento em sua simultaneidade. Esta pode não ser a melhor, e, nesse sentido, no tempo, o sujeito-agente atende seu interesse formando possibilidades para outra resposta mais satisfatória, sempre se formando e amadurecendo. Porém, quando esse jogo de forças está fixado e engessado no corpo musculoesquelético, atrapalha o corpo funcional e aprisiona o corpo subjetivo. Esses aspectos, visíveis e sensíveis, confundem a própria pessoa – que se orienta e é orientada para as mesmas ações, tornando-se refém, vítima sem escolha, sujeito que se sujeita.

Estou apresentando por meio de narrativas, argumentos, exemplos e desenhos as influências que um corpo vivo sofre: leis da física, heranças da evolução, subjetividade, ações, fome, agressões, carinhos. Tento esclarecer a combinação entre a presença da excitação, dos canais de comunicação e transmissão de forças, das forças externas e da influência combinada desses aspectos nos corpos vivos, em constante formação.

A excitação está entre o sujeito e o agente; pode separar, misturar e relacionar esses aspectos da mesma pessoa. Diante dos encontros, a produção de energia se intensifica e altera, de fato, o estado do corpo e da mente; nessa alteração de forma, mudam também as pressões físicas. Nesse instante, o agente, perante as leis da física e as leis internas, deve responder com uma ação/não ação; porém, ao mesmo tempo, o sujeito, quando assustado pela intensidade do pulso e por seus desdobramentos, pode ou não se manter presente e, sobretudo, sensível aos acontecimentos. Dessa forma, os acontecimentos podem seguir sem um condutor, que está perdido na tentativa de controlar a simultaneidade – tarefa impossível – quando, na verdade, poderia gerir os aspectos em si no simultâneo, respeitando o fluxo e garantindo certo domínio sobre si. A palavra "domínio" acompanha a experiência do adulto que tem saberes e capacidades para lidar, como pode, com a forma em si que emerge no ambiente. Já o termo "controle" permanece em campo temendo e evitando a experiência. Nesse sentido, o adulto que "experimenta a experiência" tem a chance de reformular, regenerar, recuperar, respeitar e resgatar as forças que estão no campo do acontecimento.

A ação da gravidade, elemento sempre presente no espaço externo, atua sobre o corpo em pé acentuando movimentos de enrolamento, levando-o à posição fetal, para baixo e para o chão. Ao mesmo tempo, o homem pode garantir-se em uma organização partindo do próprio centro, estabelecendo um jogo de forças entre pulso, excitação, bombas pulsáteis, ossos, músculos e gravidade. "O corpo humano é organizado simultaneamente com e contra a gravidade. O homem se construiu em um jogo com a gravidade: esta é incorporada na organização de sua forma e participa de seu movimento" (Béziers e Piret, 1992, p. 29).

A excitação fica entre o sujeito e o agente; ali, esse fluxo pode ser a ponte que conecta ou a correnteza que arrasta, pode direcionar ou assustar. A ação da gravidade fica entre o agente e o sujeito, acompanhando as ações/não ações e interferindo no jogo de forças, acompanhando o que move a pessoa de fato ou representando mais pressão sobre esse agente-sujeito que tem de se manter "em pé": física e simbolicamente, como o agente que executa ações e como sujeito autônomo.

Os pés estão entre a/na relação direta com o corpo e suas várias camadas e na relação direta com o chão: entre os pés e a cabeça/o cérebro encontramos todo o corpo; entre os pés e o chão temos a força que espera, move e acelera.

Herança e conquista

Segundo o biólogo Ernest Mayr, o homem ainda não se organizou totalmente em pé: faltam organizações estruturais. Partindo dessa afirmação, refletiremos sobre o que nos foi herdado e o que seguimos conquistando, bem como sobre a relação desses aspectos com as variações de força e gasto de energia.

Como herança, o corpo físico é dotado de aparelhos e sistemas que, com mecanismos involuntários, garantem a autorregulagem e a autoformação da unidade. Tenho citado, ao longo deste livro, aparelhos mecânicos e seus alcances, sistemas reflexos intencionais, dispositivos processadores de energia e excitação, encadeamentos musculares e suas localizações, formas e funções. Cada parte dessas é constituinte de um corpo humano que deve seguir dialogando e estabelecendo um território favorável para mais formação de si. A relação entre os aparelhos e os sistemas com o comportamento, com a emoção humana e com os vínculos constitui os elementos que se estruturam de um trânsito constante entre meio interno e externo. O corpo herdado e o conquistado, este corpo que vamos construindo, continuam comunicando-se com o meio externo para garantir sua herança e alcançar novas conquistas.

Nessa relação entre herança e conquista, encontramos aspectos involuntários coexistindo com voluntários, situações norteadas pelo consciente e pelo inconsciente do indivíduo que segue respondendo como pode diante de cada acontecimento vivido. Essa capacidade humana de tornar conscientes os aspectos em si ainda sem essa apropriação possibilita mais escolhas, porém mais frustrações. Quando se orienta por uma escolha, o adulto em nós ora se satisfaz, ora se frustra, mas, acima de tudo, responsabiliza-se pela escolha. O infantil em nós, independentemente da idade que tenha, quer a escolha, mas não quer a frustração. Esses aspectos ora nos movem para o amadurecimento, ora o impedem. São palavras de Damásio (2011, p. 140):

> No esforço para entender o comportamento humano, muitos tentaram passar ao largo da emoção, mas não tiveram êxito. O comportamento e a mente, consciente ou não, assim como o cérebro que os gera, recusam revelar seus segredos, a menos que a emoção (e os muitos fenômenos que se escondem sob seu nome) seja inserida na equação e tenha sua importância reconhecida.

Refletindo sobre meus estudos e práticas, utilizo a fala do neurocientista para acompanhar perguntas que me faço: podemos dizer que um sistema corporal involuntário sofreria alterações de ações voluntárias, porém inconscientes? Desse modo, alteraria a melhor forma/função do corpo físico?

Como trabalhar um corpo físico e não reconhecer a camada comportamental? Como reconhecer a camada comportamental e não acompanhar a emocional? Como a camada cognitiva relaciona-se com a emocional e corporal e sua resultante comportamental?

Ativo e passivo

Tomemos o sistema respiratório como exemplo. Precisamos de ar sempre renovado, mas para tanto é necessário garantir o vazio que permita a entrada desse novo. O recipiente pulmão deverá esvaziar-se, sendo função involuntária do organismo proteger esse esvaziamento. Utilizo a palavra “recipiente” porque os pulmões não captam o oxigênio, mas dependem do ambiente e de seus elementos ósseos, musculares, fascial e químico para realizar tal captação. Falemos de um dispositivo ósseo facilitador dessa tarefa do corpo de promover ambientes para liberação do espaço dentro dos pulmões, garantindo a entrada de ar novo.

O corpo humano tem, entre tantos outros, um aparelho mecânico que pretende garantir a expiração e, para tal, assegurar o esvaziamento do recipiente pulmonar. Tal aparelho localiza-se na região da articulação do esterno, osso do peito, com as primeiras costelas, em que cartilagens unem o esterno às primeiras costelas. A cartilagem tem forma e tecido diferentes dos ossos das costelas e do esterno; portanto, cada elemento apresenta funções diferentes. Durante a inspiração – ação acompanhada da subida das costelas –, essas cartilagens acompanham as costelas e, ao mesmo tempo, devem permanecer ligadas ao esterno, que não se move como elas. Para garantir a conexão entre o esterno e as costelas, as cartilagens acompanham a inspiração se torcendo. E, ao se torcerem, armazenam força, tornando-se verdadeiras barras de torção. Tais barras guardam uma força de retorno para a forma original. Esse mecanismo herdado – a forma óssea e cartilaginosa, a junção dessas duas estruturas e a região em que se encontram unidas no corpo – garante, ao final da inspiração, o retorno das costelas e, dessa forma, assegura a expiração por meio da devolução das costelas à posição anterior, onde tudo começa novamente: inspiração, expiração, pausa, inspiração... Assim, um sistema mecânico tenta garantir o esvaziamento de ar dentro dos pulmões. Nesse sentido, prossegue estabelecendo o pulso respiratório entre inspiração e expiração.

Como vivemos subjetivamente essa realidade biológica? Podemos vivenciar esse esvaziamento com receio e, paradoxalmente, interferir na autorregulagem?

A respiração é constantemente afetada por emoções como medo, tristeza, alegria, raiva. Será tão automático e fácil voltarmos à atividade respiratória mais econômica e saudável após repetidas experiências nas quais a respiração foi alterada?

A experiência de quem trabalha com o corpo, seu e do outro, revela que a verdade dos livros não se confirma como resposta real. Assim, será ideal insistirmos em devolver o “certo”, referência estática do livro, para um corpo vivo que se nega a garantir a tal resposta “ideal”? Diante dessa realidade, seria necessário estabelecer um campo de percepções e reflexões sobre o assunto.

Nos estudos da biomecânica, aprendemos que o ato de inspirar é ativo, enquanto a expiração é passiva – o primeiro é ação; o segundo, não ação. A inspiração é ativa na medida em que estamos mais bem equipados muscularmente para agir nesse sentido, nunca perdendo a chance de inspirar. A inspiração é ativa porque despende energia. Por outro lado, paradoxalmente, também entendo que é passiva porque inspiramos e pronto, herança da vida!

Ao nascer, o bebê não aprende a respirar; ele ganha esse saber como herança biológica e, durante seu desenvolvimento e a conquista da postura ereta, complexifica o diálogo entre ossos, músculos, ação da gravidade, emoções, ações, pressão e descompressão de várias ordens e direções diante da prática respiratória.

A respiração já faz parte do poder biológico e prossegue funcionando. Mesmo que o sujeito, de modo inconsciente, interfira negativamente no sistema respiratório, como vimos nos parágrafos anteriores, este não cessa: apenas fica menos eficiente, mas prossegue até apresentar "falhas". Temos o poder de interromper a respiração por determinado tempo, mas não somos capazes de sustentar esse esforço: logo a inspiração retorna, provocando a entrada de ar nos pulmões.

A expiração, nos livros de biomecânica, é definida como passiva porque todo o funcionamento biológico, com seus sistemas de autorregulação, tenta garantir essa ação para, na verdade, sustentar a renovação do ar na inspiração. É passiva porque não gasta energia e conta com dispositivos ósseos, químicos, musculares facilitadores, além de acontecer na continuidade da inspiração. Uma coisa pede a outra, e o pulso permanece num fluxo de expansão, contenção, pausa, expansão... É passiva porque expiramos e pronto, herança da vida!

Mas poderá a expiração ser ativa diante do sujeito que, de alguma forma, inconscientemente, interfere no sistema ao temer as relações com o ambiente externo?

Como explicar a presença de tantas costelas posicionadas em "atitude" inspiratória e expiratória? Como essa redução da amplitude e da mobilidade da caixa torácica interfere no conjunto corporal? Pode a excitação, gerada nos encontros e nas respostas intensas, danificar a trama de tecidos interdependentes que compõe a pessoa?

A relação entre inspiração/expiração e suas garantias musculares, ósseas, neurológicas e químicas para prosseguir respirando, parece-me, estão relacionadas com as possíveis conquistas "previstas" no processo vivo. A respiração do bebê é diferente da do adulto – que, ao longo da vida, se complexifica ao ganhar e definir melhor a postura ereta. O bebê, quando estimulado a andar muito cedo ou quando impedido de se desenvolver no seu tempo, certamente terá esse sistema respiratório desorganizado. Deitado, sentado, parado em pé, andando e correndo, todas essas ações, posturas e ambientes necessitam de respiração própria. Cada postura e fase de desenvolvimento seguem ativando e ajustando o aparelho respiratório de modos diferentes, exigindo mais e menos esforço. Além disso, as emoções e as pressões alteram a captação de ar. É um sistema complexo e vulnerável. Em cada ambiente (interno ou externo), coexistem aspectos bons e ruins; os resultados para a vida dependem do manejo que a pessoa faz desses sistemas.

Vamos refletir sobre os conflitos entre o agente e o sujeito, entre o ato de respirar e os sentidos desse ato. Já sabemos que vivemos com base em processos conscientes e inconscientes, e sabemos também que muitos processos inconscientes funcionam sem a presença da consciência na garantia da vida. Ao nascer, recebemos uma herança orientada para a preservação da vida e, ao longo do tempo, novas conquistas vão se instalando, garantindo maior complexidade e a possibilidade de uma vida mais adaptada. Herdamos um saber oculto contido nas células e seus 3,8 bilhões de anos de existência, indicando-nos estratégias básicas de constituição de tecidos, órgãos e sistemas, compondo sofisticadas estruturas de sustentação da vida. Porém, somente durante o nosso desenvolvimento e amadurecimento podemos conquistar determinada consciência que ofereça escolhas para favorecer uma regulação sociocultural. É consciência no sentido do que é sabido com base em experiências próprias, colocando o sujeito e o agente em interlocução. A experiência viva devolve ao sujeito sua condição de humano, promovendo respostas altruístas.

Damásio desenvolve estudos a respeito do cérebro, da mente e da consciência, objetivando distinguir e reconhecer a importância e o lugar de cada uma dessas estruturas. Determina a relação de semelhança entre a homeostase e a regulação da vida em um organismo e a instalação dessa intenção homeostática na história da vida.

Diante desses aspectos herdados e das conquistas do sujeito, os comportamentos eficientes, aquelas ações que deram certo, tendem a se instalar e a fixar modelos de funcionamento. A partir desse arranjo, essa capacidade de escolhas fica paralisada no modelo-padrão que não funciona mais e persiste em se manter como resposta.

Esforço e regulagem

Acredito que reconhecer esses aspectos herdados e acreditar neles permite-nos uma existência mais orgânica. Assim, a intencionalidade corporal pode nos orientar para novas conquistas, mas somente no diálogo entre uma existência ancestral e a busca do novo instalamos um território favorável para prosseguir formando. Tal diálogo pode nos tranquilizar, favorecendo a aceitação de um ritmo próprio para os novos alcances. A respiração é uma herança que deve ser bem administrada, e garantir novas conquistas faz parte do gerenciamento de qualquer herança. Porém, reconhecer e aceitar uma herança boa pode trazer um pouco de confiança e tranquilidade para os acontecimentos. É possível usufruir dela sem precisar do esforço máximo e constante, motor comum diante do que não tenho e não terei caso não atue na direção da conquista.

A respiração herdada, sem esforço, é uma experiência transformadora e modeladora do corpo. As palavras, sem a experiência real, não conseguem dimensionar o peso e o afeto da sensação do não esforço diante da respiração herdada. A fome, o choro, a forma e a função são heranças fornecidas pela vida; devemos cuidar delas e ser gratos por sua existência. De outro lado, podemos conquistar e atualizar novas formas de garantir mais vida.

Keleman diz que o corpo nasce sabendo que morre, mas deve prosseguir vivendo, contradição primária que nos persegue. Essa tarefa de aceitar o conflito permanente, de reconhecer que nada está pronto, de canalizar a excitação que não pode transbordar nem secar coloca o sujeito mais perto de si e possibilita escolhas que se relacionam melhor com o presente.

Muitas vezes, escuto pessoas se referindo a trabalhos físicos de total esforço que amenizaram determinada dor que acompanhava o agente-sujeito. Concluo, assim, que as pessoas depositam no esforço máximo a solução para os problemas da fragilidade humana. A proposta do exercício é permeada pela idealização de si e por um grande acréscimo de esforço; dessa forma, o sujeito refere melhora no quadro doloroso e entende que deve continuar realizando aquela tarefa. O que o agente-sujeito não faz é se questionar se vai conseguir manter o esforço.

Quanto tempo você pode manter um esforço para uma ação? E se a ação for desprazerosa? Você consegue garantir a "visão" das várias partes e manter o esforço físico ao mesmo tempo? Desse modo, será que a prática se restringe a mais do mesmo? Será eficiente, ao longo do tempo, todo esse esforço isolado dos acontecimentos? Será mais eficiente a regulagem constante entre a presença do esforço e suas variantes – possibilidade, atenção, espera ativa, expectativa, ação e suas regulagens, constância – simultaneamente à motivação?

A realidade em camadas exige regulagem e adaptação constantes das ações e sua transmissão de forças. Aprendendo a regular as forças, o corpo desliza melhor no ambiente e o exercício se torna factível: menos esforço, mais prazer, mais continuidade, mais resultados.

Não desconsidero o valor das descobertas científicas e a consequente proposta de bons exercícios que melhorem a forma física. Considero e proponho o diálogo, a singularização que orienta o sujeito-agente para o modelo sem fixar um padrão. Proponho a inclusão da resposta real e sua compreensão, em vez de garantir o esforço orientado para uma resposta idealizada, gerando pessoas padronizadas distanciadas do processo vivo, reféns de um sistema massificante que só reconhece o idêntico.

Existem ações involuntárias, de ajuste, que o agente faz, quer o sujeito queira, quer não, quer tenha consciência, quer não. O corpo físico sofre pressões e a relação, que está lá, exige esses ajustes – ações do ponto de vista neuromotor e da dinâmica de deslocamento, tão reconhecida, hoje, na biologia molecular. Estamos refletindo sobre a respiração, ação exercida por tecidos musculoesqueléticos, viscerais e neurais, processos químicos, camadas emocionais, células. Os aspectos dinâmicos da vida estabelecem, do micro ao macro, ações involuntárias e voluntárias, conversando em busca da manutenção do corpo vivo. Podemos promover ambientes de reconhecimento desses aspectos, estimulando que o sujeito se conscientize de ações/não ações em si para que, com essa nova consciência, possa problematizar a eficiência das próprias ações/não ações. Ao viver e refletir sobre estas, ele tem a chance de operar a melhor forma, conquistando mais poder para gerenciar os acontecimentos vividos.

4. Como eu trabalho

Quando uma pessoa me procura, inicialmente, tento traçar um caminho, uma história. Em nosso primeiro encontro, juntos, partimos da indicação recebida, pois esse aspecto vai me nortear na busca do sujeito e na compreensão sobre a minha capacidade de ajudá-lo. O encaminhamento pode ser feito por um paciente, aluno ou um médico; dependendo das características da pessoa que indica, direciono minhas perguntas. Caso tenha sido enviado por um médico, por exemplo, interessa saber que tipo de medicina o profissional aplica para antever os comentários e o encaminhamento. Essa pesquisa me ajuda na comunicação com o indivíduo de que pretendo cuidar e favorece a primeira definição de expectativas, minhas e do paciente. Identifico os conceitos e a lógica do encaminhamento para reconhecer um caminho e acompanhar nosso possível encontro.

Em seguida, apesar da demanda e da ideia inicial do que faremos juntos, pergunto ao paciente o que, em especial, ele me pediria. O que espera que eu possa fazer por ele, com ele? O que ele pretende obter ali e comigo? Nesse momento, abrimos espaço para o "mágico", para um campo de significações; se a pessoa se permitir, sou capaz de enxergar outra camada mais sensível. Diante da minha pergunta sobre o que espera do trabalho, algumas pessoas são objetivas e concretas, estabelecendo uma borda definida e definitiva para nossa parceria. Outras se atrevem a desafiar os contornos das causas que o trouxeram ali e buscam intimidade. Outras, ainda, me encaminham para o risco e a atenção diante da falta de bordas, para uma relação "misturada". Alguns relacionamentos são permeados, de imediato, pelo jogo de poder, enquanto outras ensaiam um jogo de forças. Busco QUEM está se apresentando para mim. Procuro entender COMO devo iniciar nosso caminho.

Só então parto para a avaliação corporal propriamente dita, setor em que me sinto mais "adulta', área que experimentei, estudei e pratiquei por mais tempo. Como consequência, ganhei mais experiência e solidez. Nesse sentido, é com base no corpo físico e em suas relações que desenvolvo e conheço o processo do sujeito--agente ou agente-sujeito em meu atendimento.

O Método Corpo Intenção favorece um olhar sensível e assertivo para o corpo e para sua linguagem, encaminhando o organismo em/na relação para a comunicação, favorecendo a capacidade de cada um de aprender. Durante a terapia, o método é acompanhado da Técnica de Alfabetização Corporal, que pretende sensibilizar o corpo refinando as percepções de cada um durante os acontecimentos. Os conceitos sistematizados no método e na técnica disparam a potência formativa que o ambiente terapêutico, constituído pelo terapeuta e pela pessoa em atendimento, pode gerar. A presença de um método em sua compreensão linear e distante dos acontecimentos reais pode ser sustentada pela técnica, que oferece a prática em suas experimentações complexas e vividas em tempo real. Técnica e método permitem-me promover determinados ambientes e acompanhar os acontecimentos nos quais o sujeito-agente interage. Entendo o sujeito-agente como ser singular – que sente, pensa, fala e vive de modo único – e essa linguagem corporal, que tão bem reconheço, norteia--me durante todo o processo. Diante do meu "olhar" e das percepções e sensações da pessoa, vou fazendo perguntas, identificando camadas que emergem do sujeito para o ambiente (do qual faço parte) e recebo cada uma. Seguimos abrindo canais que intensificam o encontro entre terapeuta e paciente, entre as diversas porções do indivíduo, entre o agente e o sujeito, entre o corpo físico e o corpo emocional, entre o cérebro e o corpo, sempre experimentando e diferenciando as partes que podem se encontrar nos mapeamentos e, portanto, desenvolvendo novas conexões, reconhecidas e problematizadas na experiência viva. O fluxo é o caminho percorrido, é o que define os "entre" as partes, é a ponte que conecta e favorece o encontro.

O que leva uma pessoa para onde ela está? O que acontecer ali, entre nós, é nosso. A dimensão do vivido vai depender da relação possível, da consistência, da experiência, do ambiente.

Quanto mais física é a demanda do agente/paciente, mais o avalio fisicamente e privilegio as questões corporais: exames, postura, atividade cotidianas, queixas dolorosas. Quanto mais heterogênea é a queixa do sujeito/paciente, mais o sigo, incentivando o que aparece na relação. As questões de ambos, terapeuta e paciente, sejam concretas ou abstratas, serão associadas a um alicerce teórico que me permite desenvolver uma estratégia de tratamento. Procuro estabelecer uma comunicação constante entre meus saberes/não saberes, as percepções e possibilidades do sujeito--agente ou agente-sujeito, o vínculo, nossas experiências, as práticas.

Finalizo a consulta com o indivíduo em pé, reconhecendo sua distribuição de peso sobre os pés, seus modos de equilíbrio. Conferimos as tendências de queda que o corpo tenta organizar para continuar em pé. Testemunho sua capacidade de se manter diante de um conhecimento sensível, as interferências intelectuais, a necessidade de correção, as expressões de afetos, a rejeição, as respostas; enfim, olho as respostas antigas diante do novo acontecimento. Estamos iniciando uma caminhada juntos.

Nos primeiros encontros, tento delinear o que entendo como melhor para o tratamento da pessoa, o que ela deseja de mim e o que, por fim, tentaremos fazer juntos. Tenho consciência de que a relação, no tempo real, vai definir o possível. Estabeleço um contrato que define e diferencia a minha presença, a dele e a nossa. E, sobretudo, sigo curiosa os sinais disparados em mim e na pessoa em atendimento. Nesse sentido, aprecio a definição de terapeuta na frase da filósofa Regina Favre (1994, p. 9): "Keleman situa o terapeuta como aquele capaz de se reconhecer em permanente processo somático e que é capaz, portanto, de situar-se diante de indivíduos e grupos como o Outro, o suporte de processos, o aliado da mudança e o que dá sentido ao emergente".

Diante dos aspectos sintético e analítico, sensível e intelectual, consciente e inconsciente, procuro traçar um programa baseado em teorias físicas, comportamentais, emocionais e cognitivas. Guio-me pelo Método Corpo Intenção e pela Técnica de Alfabetização Corporal. A ordem e a intensidade dos acontecimentos dependerão do processo do indivíduo, e terei o corpo físico como porta de entrada para o tratamento, buscando encontrar um corpo canal.

Sistematizei, neste livro, meu procedimento para melhor atender o paciente e melhor ensinar um aluno, além de, claro, explorar e organizar minha necessidade de aprender e dominar um território tão rico em novidades e acontecimentos expressos em experiências vivas. Toda a sistematização do meu modo de trabalhar partiu da minha prática, sendo acompanhada de teorias e conceitos que, pulsando, prosseguem de volta para a minha prática e, novamente, para a teoria e o conceito, gerando sempre. Para tal, proponho nortear o processo partindo de quatro abordagens em diferentes aspectos da pessoa e, como resultante desse processo, gerar vitalidade para aprender mais, promovendo o amadurecimento. São elas: *reconhecer*, *problematizar*, *operar a forma* e *simultaneidade*.

Reconhecer para perceber, desenvolver a capacidade de validar sensações e percepções. Favoreço um campo perceptivo e estimulo as relações de si consigo, de si com o objeto, de si comigo, de si com o tempo e o espaço, de si com o passado, o futuro e o presente, de si com as imagens. Esse momento é rico e perturbador. Provocativo, pois reconhecer reinstala no indivíduo a sensibilidade diante dos ambientes internos e externos por meio de experiências profundas; instala uma tensão entre as forças internas dos sentidos e a realidade comum da pessoa.

Problematizar para ter consciência, desenvolver a capacidade de questionar os julgamentos imediatos, a totalidade do pensamento. Propor o diálogo e esperar diante de percepções excessivamente conflitantes. Desativar as respostas rápidas e a ação de emergência justificada na necessidade de sobrevivência. Também provocativo, o ato de problematizar pede tempo para a digestão delicada de uma realidade, que, por vezes, é grande demais para o sujeito em atendimento. Diante das experiências profundas que recortam o ambiente de modo pragmático, problematizar promove uma desordem nas emoções, implicando aguentar o risco de sair do conhecido.

Operar a forma para aprender; desenvolver novas capacidades para agir diante de situações diversas, capacidade de adaptação e regulagem para as novas ações. Reinstaladas as capacidades de perceber e tomar consciência, podemos operar a forma que melhor responde às necessidades combinadas entre saber, querer e poder.

Por fim, e, ao mesmo tempo, trabalhar a *simultaneidade*, ocorrência do vivo que não para no decorrer do acontecimento, mas prossegue cem cessar. A simultaneidade destaca a nossa capacidade de perceber em fragmentos e imaginar por inteiro e busca entender de que forma esses aspectos, em si nem bons nem ruins, podem ser manejados em favor do próprio sujeito – para, enfim, indicar um valor. Identificar a intensificação da excitação diante dos encontros no simultâneo. Diante da simultaneidade dos acontecimentos, cada pessoa se encontra e se perde na fragmentação. Diante da simultaneidade da vida, os valores e as intensidades do vivido são singulares.

A seguir, apresento com mais detalhes cada uma das etapas que compõem meu trabalho.

Reconhecer

Reconhecer: reconhecer-se, reconhecer o outro, reconhecer o tempo e o espaço; reconhecer as variações do tônus, reconhecer os modos de falar, de fazer, de pedir, de olhar. Trata-se do momento em que o paciente se torna o aprendiz de si mesmo, percebe e "assiste" ao seu filme, deixa-se envolver sem julgar. Esse momento exige percepção e não correção, para que a pessoa possa experimentar um comportamento, sentir como se organiza somaticamente, garantindo alguma forma subjetiva, que a remeta ao mundo interno: excitação, vitalidade, subjetividade. A pessoa ocupa o tempo informando-se sobre si sentindo, olhando e acolhendo. Nessa fase encontramos o presente: como *se está* e não como *se deveria estar*, como *está* e não como *estava*. Partindo da configuração de si mesmo, terapeuta e paciente podem processar o percebido e propor reforma, reorganização e reaprendizagem, alterando a ordem de primeiro saber o que deve mudar e corrigir para primeiro saber de que forma somática se inicia o processo: sai de onde e vai aonde?

Essa fase do tratamento marca o início de cada sessão e do processo; leva-se tempo percorrendo essa etapa até que se possa alcançar o reconhecimento em cada terapia mais facilmente. Observo ser esse o momento mais difícil para o cuidador, que tem no corpo físico sua porta de entrada para o tratamento. Acredito que tanto o terapeuta quanto o paciente confundem esse momento de reconhecimento com as psicoterapias e psicanálises. De um lado, os pacientes se defendem, receosos das descobertas e revelações até então "protegidas"; de outro, cuidadores se amedrontam diante do "portão" que estão abrindo. Essa fase compreende um corpo sensível, que afeta e é afetado, aprendendo com e durante os acontecimentos. O reconhecimento é marcado por uma tensão permanente entre a abundância de emoções e a ordem da fala, tanto verbal como corporal – confirmando a instabilidade e a dramaticidade da pessoa diante da vida e da morte.

Meu processo formativo mais recente foi acompanhado cuidadosamente pela psicóloga e terapeuta formativa Sandra Taiar, que me apresentou a ideia do reconhecimento como instrumento de poder. Conhecer o real – saber/não saber, poder/não poder, querer/não querer – sobre mim, reconhecer e integrar meus aspectos físico, comportamental, emocional e intelectual garantem-me autonomia. Derivada dos vocábulos gregos *autós* (por si mesmo) e *nómos* (o que me cabe por direito ou dever), "autonomia" pode significar determinar contornos para a vida em meio a outras pessoas, também elas consideradas autônomas.

Essa noção, contrária ao conceito de certo e errado, dimensiona melhor como exercer o poder de forma saudável e quando admitir o não poder. Somente na maturidade somos capazes de enxergar nosso limite, ou seja, não podemos tudo. Por outro lado, essa noção de limite favorece a identificação do nosso poder de alcance, o dimensionamento da nossa condição favorável. O reconhecimento do meu contorno, do meu limite, imediatamente me define e me centraliza. É a clareza, pensada e sentida, integrada, do me caber e ocupar, da composição de uma existência, objetiva e subjetiva, com uma face de si voltada para dentro do próprio corpo e outra para fora dele. De início, diante da clareza dos meus limites, desconfiei e me recolhi, sensações áridas que hoje me ajudam a compreender melhor os pacientes.

Identifico também que as pessoas, em geral, não aprenderam a necessidade de conhecer-se antes de ser informadas sobre o correto a se fazer. Normalmente, a informação vem de fora e dita uma regra que contém um saber inquestionável – que, portanto, deve ser obedecido. Não estamos acostumados a nos perceber.

Outro motivo que dificulta essa etapa é a frequente desconfiança ou o receio por parte do aluno e do professor, do paciente e do terapeuta, acostumados a fragmentar o vivido: aqui eu falo e ali eu faço exercício, aqui eu medito e ali eu faço força, aqui eu mando e ali eu obedeço, a prática do ou isso ou aquilo; o especialista, um músculo, a disciplina. A fragmentação do vivido auxilia o sujeito a se encontrar no acontecimento; ao mesmo tempo, ele pode se perder ali, enfraquecendo-se e isolando-se.

Vejamos alguns exemplos que ilustram os desafios que identifico na prática de reconhecer, problematizar e operar a forma.

Tenho uma paciente que quer operar a forma (corrigir) sem antes reconhecer (ponto de partida) e problematizar (tornar consciente). Quando opera, fica sem sentido, não gosta do proposto e acaba fazendo por fazer, sem conexão consigo. O resultado é que não mantém a proposta de exercitar-se, interrompendo o fluxo do amadurecimento. Nesse caso, tanto pode interromper a autopercepção que transforma como parar/faltar/adiar a prática dos exercícios, sejam eles físicos, comportamentais ou intelectuais.

Em outro caso, o paciente quer entender sem sentir e deseja operar o que foi entendido. Não espera, quer solução rápida, quer saber sozinho, não admite que precisa do outro e então se atropela, interrompendo o amadurecimento. Seu contato com o estranho, com o não saber é superficial. Tem necessidade de classificar, exigindo nomes e determinando os "encaixes".

Outro paciente não quer o diálogo em camadas; para ele, sentir fica separado de entender e agir – o que gera desconfiança constante, pois a qualquer momento o diálogo pode acontecer. Sem diálogo, fica solitário e não se transforma de fato.

Outra paciente controla a sessão, e, toda vez que nos aproximamos desse momento de reconhecimento, questiona minha regência; detém o poder e sou obrigada a recuar. A pergunta frequente é sobre exercícios: é para isso que está ali comigo. Pede exercícios e, na dificuldade de executá-los, clama por colo. Quando aponto um conflito, demanda exercício: quer permanecer no comando para evitar o desconforto.

O que essas pessoas têm em comum? A dificuldade na fase do reconhecimento. Fica evidente que, ao reconhecer, deparamos com o real, com o que temos e não com o que queremos ter. A dimensão dos acontecimentos, às vezes, escapa ao indivíduo, que, no momento, responde fazendo o melhor possível; e o melhor possível é o que deu para fazer. A prática está diretamente ligada ao real, ao acontecimento atual que o indivíduo acompanha com suas capacidades – contemporâneas ao acontecimento ou desatualizadas. O real sempre põe em xeque o ideal ou o idealizado, porém humaniza e emociona. A possibilidade de reconhecer-se, acompanhado por um "mais" adulto em determinado assunto, diante de uma prática, gera desequilíbrio, que por sua vez conduz o tratamento. O termo "mais" adulto propõe a existência de maturidade em camadas, de um desenvolvimento que busca equilibrar-se ao longo de toda a vida. Nesse caso, o terapeuta tem aspectos bem desenvolvidos nos quais o paciente precisa apoiar-se. Lembro que utilizo o termo "desequilíbrio" como necessidade de reequilibração, portanto geradora de complexidade.

Reconhecer é uma etapa de muita riqueza e grandes descobertas, na qual o cuidador deve estar presente e apoiado em sua capacidade de ajudar e esperar, garantindo a comunicação. Durante o reconhecimento, o cuidador também se assusta com experiências, por ora, indizíveis. Surgem acontecimentos sem controle prévio, ou seja, a partir da/na relação, no vivo.

A postura e as ações trazem narrativas, encontrando nas palavras uma linguagem conhecida, mas o sujeito dessas posturas e ações desconhece a linguagem do próprio corpo. É necessário vivê-la para aprender a dialogar. Não devemos nos fixar na postura em si, necessitamos reconhecer antes o que nos move e como nos move.

A resultante do desejo, do entendimento e do poder é o vivido, a ação complexa e desenvolvida de forma singular com base em componentes emocionais, intelectuais, comportamentais e físicos. O corpo traduz a complexidade das atitudes e não deixa mentir como as palavras; o corpo e seus gestos, posturas e expressões integram e incluem as camadas da existência de uma pessoa e seu grupo. Expressa, em algum lugar e de maneira própria, seus conflitos, torções, desafios. Apresenta suas dores, suas posturas e cisões, indicativos das emoções e sentimentos que pedem passagem.

Newton Bignotto, durante palestra intitulada "As formas do silêncio", realizada em 2013, discorre sobre a tensão entre o dito e o ocultado, refletindo sobre as possibilidades e o sentido da combinação entre a linguagem e o silêncio para comunicar algo. Em sua palestra, cita duas frases do filósofo Merleau-Ponty (1960, p. 52 e 103) no ensaio "Le Langage indirect et les voix du silence" (A linguagem indireta e as vozes do silêncio); a primeira questiona a linguagem: "Há, pois, uma opacidade da linguagem: que nunca cessa para dar lugar a um sentido puro, ela só é limitada pela linguagem e o sentido aparece nela envelopado nas palavras".

Na segunda frase, devolve à linguagem sua força de expressão: "A significação sem nenhum signo, a coisa mesma, esse máximo de clareza, seria o apagamento de toda clareza, e o que podemos ter de clareza não está no começo da linguagem, como uma idade de ouro, mas ao final de seu esforço".

Usei essas citações na tentativa de esclarecer esse momento que denominei reconhecer, no qual o silêncio e a palavra se acompanham, as palavras comunicam o percebido e não definem uma lógica ou um raciocínio. Um tempo de confusão e de distração, no qual o controle do sabido dá lugar ao risco do não dito.

O que estou tentando afirmar é que, nessa etapa de reconhecimento, é por meio da *experimenta-ação*, acompanhada das palavras, que podemos clarear o sentido daquilo que comunica algo, para si mesmo e para o mundo. Nessa fase, cuidador e cuidado aguentam o desafio de desmontar o habitual, permitindo uma nova narrativa. Conectar-se com o não verbal, em si, já é um grande desafio. A curiosidade e o tempo utilizados nessa etapa do tratamento, tanto do paciente quanto do terapeuta, farão a terapia avançar e sedimentar-se, promovendo apropriação, compromisso, parceria.

Dúvidas frequentes

Diante das dificuldades geradas na etapa do reconhecimento, proponho perguntas e respostas, procurando abarcar as dúvidas mais comuns surgidas em minha prática com outros profissionais.

Como agir quando a procura do profissional objetiva eliminar uma dor física? De que forma se dá o reconhecimento?

Este pode ser praticado na massagem, no exercício, no desenho, na fala, no silêncio, na expressão, na dança, na corrida. O terapeuta deve responder adequadamente ao contrato e à demanda do seu paciente, mas nem por isso precisa deter-se em formas estáticas e sem vida que não permitam a comunicação em camadas. Questionar a dor na relação com o vivido por meio das experiências apresentadas pelo indivíduo vai ajudá-lo a conduzir melhor sua vida. Relacionar as variações de tônus durante a massagem, orientando-o às respostas e às reações provocadas. Relacionar as partes do corpo entre si durante um exercício. Mostrar sua descrença diante de verdades inquestionáveis, promovendo o benefício da dúvida. Fazer perguntas que desmancham as respostas engessadas no modo de realizar gestos e movimentos.

Quando a demanda vira apenas estética e/ou de saúde, é possível fazer o reconhecimento?

Cada profissional deverá desempenhar seu trabalho mediante a demanda de quem o procura, mas pode também acrescentar a ela conhecimento e abordagens de forma quantitativa e qualitativa. O novo formato pode ir se instalando aos poucos, até que aluno e professor encontrem a medida singular para aquela relação, aquele encontro que é único.

Penso, aqui, no educador físico, que sofre a pressão da forma idealizada. O professor saberá colocar o método em prática com seu aluno, num amadurecimento mútuo. É uma forma diferente de ser professor: a aula não está de todo pronta antes; a aula real acontece no tempo real. Entender e atender às necessidades de determinado grupo ou pessoa, mas também aceitar e integrar o real e o presente, a vitalidade ou a falta dela, as excitações, o dia, as afetações. Alterar o ritmo do fazer, promover conexão entre o fazer e o sentir, imaginar e sentir, pensar e fazer, fragmentar menos ou juntar no final, fazer mais do menos ou menos do mais.

Dessa forma, ao mesmo tempo que o professor propõe modos novos de agir, pode encontrar com o aluno um jeito em que este se encaixe melhor na prática de se exercitar, garantindo a continuidade do emagrecimento, ou, não menos importante, interrompendo a orientação de um corpo que engorda.

Como reconhecer aquilo que eu mesmo não sei verificar? Como ir aonde não sei chegar?

Um terapeuta corporal e um educador físico vão abordar o corpo de formas diferentes, mas a curiosidade a respeito do outro a que está se vinculando melhorará o tratamento ou a aula. O cuidador é o veículo que transmite e processa, com o atendido, o ambiente de amadurecimento criado por eles. A curiosidade de conhecer os mecanismos de funcionamento, olhar, contar, escutar, tudo faz parte da sessão e pode contribuir para a ação compartilhada, para a cooperação entre cuidador e cuidado. O corpo é imagem, sentimento, ação, expressão, desejo, pensamento, sendo a forma corporal resultante de como vivemos e comunicamos todas essas camadas. Reconhecendo e expressando-as, prosseguimos moldando esse corpo e alterando os ambientes vividos, baseados em um sujeito sempre sensível e inquieto. O professor que acompanha pode ajudar o aluno a se ver, apontar a organização e a repetição do sujeito em suas ações – só esforço, só rapidez, só desânimo – e propor novas formas de ação, disparando percepções até então ocultadas pela ação mecânica. A comunicação em camadas parte de reconhecer-se e ser reconhecido, desmanchando e descumprindo a proposta da forma única, a forma do sucesso, a exclusão do diferente.

Como propor a prática do singular no grupo? De que forma gerar novas ideias em ambientes velhos e rígidos?

Apoiar o singular é uma questão política, social e de recusa diante da grande massa que parece nos empurrar para a banalização do corpo e de suas formas e expressões. Podemos agir, aos poucos, de modo diferente – como a aplicação de soro em um corpo debilitado, gota a gota –, esperar que o organismo e as ações tenham mais consistência e, então, "empurrar" um pouco mais, até atravessar para o novo ambiente formado diante dessa intenção persistente, calculada e desafiadora. O professor que acompanha, em vez de ficar repetindo "mais do mesmo", fixando a necessidade de garantir os padrões de sucesso, pode, lentamente, indicar novas formas para seu aluno.

A prática de corrigir sem reconhecer é como chegar a um lugar sem ter saído de outro, sem referência do ponto de partida – portanto, sem ter para onde voltar. Somente corrigir desconsidera o corpo que é "lugar e passagem", como afirma Favre. Porém, reconhecer e não se deslocar, não se reformar é como não sair nunca; é desnecessário ter articulações e vitalidade se não há deslocamento.

O exercício é vendido como solução para todos. Nesse sentido, o que molda o corpo do bailarino? Sua prática de viver ou o exercício?

O que molda a forma corporal não é a atividade praticada como exercício apenas, mas também o viver. O corpo de um bailarino narra sua vida, para o bem e para o mal. Olhando de fora, com um olhar viciado em busca da imagem do "sucesso", fazemos um recorte, invejamos aquilo que interessa e fantasiamos o restante. A forma é estabelecida pelos acontecimentos vividos, e não somente na prática de exercício. O exercício pode fazer bem, claro, estou aqui refletindo sobre a escravidão da forma idealizada. O exercício, quando feito sem o diálogo entre o agente e o sujeito, promove territórios que favorecem as lesões, transformando ações boas em ruins. Melhor seria não praticá-las, pois por certo levarão o agente a lesões musculoesqueléticas que, mais cedo ou mais tarde, interromperão a prática da atividade. Diante da incapacidade de perceber-se, de reconhecer como faz o que faz, o sujeito se joga na busca de quê?

À medida que identifico um conflito, como propor e gerenciar a melhor forma para a sua resolução?

É comum uma pessoa, durante o contrato inicial, pedir que o tratamento conquiste características que desaprovo para seu caso específico, estabelecendo um dilema. De um lado, tenho um pedido; de outro, um entendimento. Por exemplo, um indivíduo com músculos densos, diminuição de amplitude articular e baixa agilidade que deseja ficar mais forte, portanto mais denso. Tal densidade muscular aparenta força e poder, mas diminui a gama de gestos e expressões, "empareda" as emoções e subdimensiona o deslocamento. Que fazer?

Na etapa do reconhecimento, o sujeito poderá perceber sua densidade e como esse estado o impede de ser mais ágil. Será vital que se aproprie dessa sensação limitadora para desejar seu processo transformador e acreditar nele. E, a partir de um corpo mais leve e ágil, reconciliar-se com a vida, que é pulso, motilidade, movimento e alcance.

Por fim, reconhecer antes de propor correções respeita o sujeito e o agente. Esse modo de trabalhar gera mais vida e, também, inicialmente, mais dificuldade ao destacar a complexidade. O próprio sujeito desconhece o respeito com que será atendido e pede, quase sempre, o jeito mais "fácil", a forma que ordena e o saber inquestionável que promove o "corpo perfeito." É comum que a pessoa procure no tratamento mais do mesmo, mais do já falado, mais do congelado. Que almeje um corpo perfeito, sem dores, sem medos, sem tristezas, forte, belo e jovem, um corpo dos deuses, imortal. Tal busca gera medo e dúvida em alguns, uma sensação de dever incompleto e permanente. Outros vivem insatisfação e derrota, que culminam em afastamento e desistência dos próprios projetos. São estados e emoções que alimentam determinado cenário econômico, político e social nos quais interessa a presença de pessoas distantes de si mesmas e, em consequência, facilmente manipuláveis, condição determinante dos jogos de poder.

Problematizar

Problematizar: questionar, perguntar, recortar, desacelerar, lentificar. Foi difícil definir um nome para essa etapa. "Problematizar", termo que mais me atrai, pareceu já se apresentar gasto ou circunscrito a setores como educação e psicologia. Resolvi mantê-lo porque entendo a força e a variação de combinações possíveis ao prosseguir com ele. Durante as aulas no laboratório do processo formativo, pude experimentar o "mar de palavras" que a professora Regina Favre tão bem maneja na relação direta com seus alunos, com os conceitos da anatomia emocional, com os acontecimentos gerados nesses ambientes. As palavras que nos orientam para a dramaturgia dos conceitos, em um modo de aprender vivo que encaminha professor e alunos para a construção de novos aprendizados e, consequentemente, novos conceitos. A diversidade e a riqueza dessas experiências podem ser encontradas no site do Laboratório do Processo Formativo, um livro vivo (www.laboratoriodoprocessoformativo.com).

Na tentativa de viver uma experiência e garantir o reconhecimento, em geral o sujeito faz um recorte e identifica uma questão – a sua questão. Colocada no ambiente, esta pode ser processada e redirecionada, se necessário. As experiências corporais concretas oferecidas pela Técnica de Alfabetização Corporal e norteadas pelo Método Corpo Intenção permitem conhecer-se ora por dentro, ora por fora – e, nesse pulso, a *percepção* de si poderá transformar-se em *consciência* de si. Esse pulso, dentro e fora/fora e dentro, coloca a superfície em constante comunicação com a profundidade das formas em si. No ambiente onde está autorizada a experimentação caberão uma nova percepção e uma nova consciência, permitindo que o sujeito se acompanhe nas relações e nos encontros das partes em si. A experimentação assim compreendida faz que o sujeito se acompanhe no contínuo do próprio pulso, que insiste em prosseguir para a descontinuidade que pode se instalar diante do estranhamento de si, da própria fragilidade, da problematização da forma – que, paradoxalmente, pode vitalizar a pessoa.

Diante da percepção de si, do gesto e/ou do movimento do corpo, ativam-se contatos entre tecidos corporais e conexões entre partes corporais, provocando uma intimidade que se desdobra em pensamentos, palavras e afetos, surpreendendo terapeuta e paciente. Cuidador e cuidado encaram o inesperado e, por vezes, indizível acontecimento.

Nessa fase, o sujeito pode experimentar organizar e desorganizar o reconhecido e, numa relação baseada em confiança e calma, encontrar o ambiente favorável para a distinção e a diferenciação de formas desatualizadas de agir e de entender as situações. Lembro que estou falando dos ambientes internos e externos que acompanham um sujeito-agente que age sobre si e sobre os ambientes, afetando e sendo afetado. Dessa forma, nem sempre o ambiente externo é o hostil, assim como o próprio sujeito-agente age "provocando" a hostilidade. Refiro-me aos indivíduos que, repetindo ações, geram mais do mesmo, mais do conhecido e, dessa forma, "empurram" os ambientes externos para o conhecido, o esperado. Por exemplo, uma pergunta feita em tom áspero e alto, imperceptível para o sujeito habituado a falar assim quando tem dúvidas a respeito de algo, será perceptível pelo outro da relação e, como resposta ao modo de perguntar do sujeito-agente, pode também gerar uma resposta grosseira.

Durante as fases reconhecer e problematizar, continuo conhecendo a pessoa, se a relação permitir. Com base em sua história pessoal e coletiva, na genética, nas repetições, nos lugares fixos e nos modelos, podemos contaminar os novos conhecimentos repetindo comportamentos. Por outro lado, esses mesmos saberes antigos permearão os novos, empurrando a pessoa para novos conhecimentos. Diante do não saber, o sujeito se encanta e se decepciona; esse recorte está, portanto, para o indivíduo, no apetite, na falta e na indigestão, dependendo da regulagem da ação para a melhor adaptação. Os ambientes formados por cuidador e cuidado prosseguem no ritmo, no campo e nos encontros possíveis.

Esse é o momento que denominei problematizar; é a fase de desacelerar, reconhecer e identificar uma questão própria que, em geral, escapa diante da repetição de uma resposta rápida, "pronta".

É o momento dos "entres", quando a camada mesodérmica vai mediar a conversa entre as camadas endo e ectodérmica. Ao reconhecer a forma real de si, podemos entender e tentar negociar formas e funções mais eficientes para cada acontecimento. O sujeito identifica e talvez diferencia sua presença. Como diz Favre (2012), "para que possa aprofundar a organização da presença, é necessário aprofundar seu lugar no plano do acontecimento".

Quantas formas em pé podemos ter?

Quantas formas deitados ou sentados?

Como organizamos presença?

Um corpo, na mesma posição e com diferentes orientações, pode definir várias emoções?

Um corpo pode ser limitado pela matéria e libertado pela subjetividade? Ou, ao contrário, limitado pela subjetividade e libertado pela matéria?

Proponho um exercício:

Fique em pé de determinado jeito – por exemplo, braços cruzados na frente do peito, pernas bem abertas e queixo empinado.

1. Permaneça em pé no meio da sala, com a frente livre, e mantenha-se dessa forma por um tempo. Como se sente? Que pensamentos surgem?
2. Agora, permaneça da mesma forma, mas encoste a barriga, os braços cruzados e o queixo em uma parede. Permaneça. Como se sente?

3. Agora, tente manter a posição do corpo, mas deite-se no chão de barriga para cima. Novamente, permaneça assim por um tempo. Como se sente? Sente-se da mesma forma como quando estava em pé?

Você consegue se perceber? Como as variações das orientações espaciais sem a mudança de posição do corpo o afetam?

Você consegue se captar? Percebe as relações que se apresentam? Como isso o afeta?

Vamos organizar e desorganizar o reconhecido fazendo novas conexões e um mapeamento cerebral que estabelecerá a ponte entre o soma e o cérebro, entre o concreto e o subjetivo. Para Denys-Struyf (1995, p. 37), não devemos nos perguntar "quem sou", mas "em que trecho do meu caminho estou". Com base nessa questão, o sujeito se situa no presente e garante a potência para prosseguir, se os ambientes, internos e externos, assim permitirem. Favre destaca que um corpo vivo segue afetando e sendo afetado, um corpo-ambiente dentro de ambientes. Nessa etapa, o jogo de forças se intensifica, o sujeito ativa suas defesas e, não raro, "projeta" as questões no ambiente.

Linha do tempo

Keleman (1992, p. 9) afirma que "o corpo é mais do que um objeto da consciência e talvez seja a própria consciência. O corpo é um processo – vivo, subjetivo –, uma cadeia viva de eventos que se manifesta ao longo do tempo".

Nosso corpo sabe que, ao nascer, temos um percurso, uma linha do tempo a perseguir e prosseguir. O indivíduo nasce bebê, torna-se criança, adolesce, torna-se adulto, envelhece e morre.

Como disse o poeta Fernando Pessoa, na voz de Alberto Caeiro (1946, p. 45):

> [...]
> O que é preciso é ser-se natural e calmo
> Na felicidade ou na infelicidade,
> Sentir como quem olha,
> Pensar como quem anda,
> E quando se vai morrer, lembrar-se de que o dia morre,
> E que o poente é belo e é bela a noite que fica...
> Assim é e assim seja...

Mas como cada sujeito prossegue nessa linha da vida?

Por trás de cada atendimento, enxergo essa linha do tempo, a onda, o caminho em que cada pessoa vai transitar. Embora o percurso contenha passagens determinadas, tento entender como o sujeito singular desenvolve sua trajetória e busco promover a prática do reconhecimento pela própria pessoa, que poderá se questionar e desenvolver ajustes e adaptações para a melhor ação (ou não ação) em determinado momento do seu caminho. Todos nós vivemos essas etapas do desenvolvimento humano, de maneiras iguais e também diferentes. Esta é uma grande dificuldade: entender as diferenças no que é aparentemente igual, aceitar o igual no que é aparentemente diferente.

Como você sente o seu crescimento ósseo?

Como responde à fome?

Como espera o tempo de aprender?

Quando proponho um exercício, permaneço atenta e acompanho meu aluno o tempo todo. Ao acompanhá-lo, tenho a chance de observar suas reações, repetições e escolhas singulares, as quais me norteiam para apresentar questões. Não se trata de interpretações, mas de observações e fatos compartilhados, que também geram no praticante uma questão que podemos digerir juntos.

Durante a execução do exercício pelo paciente, meu ponto de partida é visual, de fora para dentro; já o ponto de partida do sujeito é de dentro para fora, é tátil, é propriocepção, é pensamento, é afeto. Vamos somar percepções, vamos problematizar e, juntos, formamos um campo. Nesse campo, é importante diferenciar correção de problematização; a ideia de acompanhar o indivíduo durante sua prática indica-me caminhos que aquela pessoa define como formas de aprender, agir, sentir. Partindo de tais formas, paciente e terapeuta podem desafiar e compreender os acontecimentos vividos ali. Eu jogo uma observação, o sujeito processa, reconhece o sentido da minha fala em si, na própria experiência e pode ou não jogar comigo. São desdobramentos que vão contornando e centralizando o acontecimento na medida em que é possível prosseguir com a experiência. Existe uma afetividade oculta na ação corporal.

Quando faço massagem ou pratico manobras, por exemplo, permaneço atenta e acompanho o paciente o tempo todo. Assim, percebo reações que posso compartilhar e problematizar. As pessoas reagem de formas singulares ao contato doloroso ou ao toque prazeroso: adensam a musculatura, endurecem a expressão do rosto, recolhem outras partes não tocadas do corpo, mandam parar ou pedem para diminuir a pressão; falam sem parar, pensam em lugares distantes ou ficam em silêncio. Em determinado momento, tento trazer mais presença do sujeito para o acontecimento, perguntando sobre as experiências atuais: o que estou fazendo? O que está fazendo? Você sentiu como reagiu à dor? Para que serve a musculatura mais densa nessa situação? Como sente o que estou fazendo? São perguntas que remetem a pessoa de volta a si mesma, à experiência, à presença. Diante delas, é frequente o contato, a conexão e o diálogo entre várias camadas de existência daquela pessoa.

Quando atendo uma criança com mais de 3 anos, deixo que ela brinque, explore e analise, enquanto vou seguindo e observando como ela faz o que faz. Almejo conhecer seus modos, expressões, movimentos. Passo um tempo estudando e aprendendo com ela suas formas de estar ali, comigo. Essa busca permeará meu atendimento, que orienta a escolha dos ambientes e das experiências que promoverei para compartilhar com a criança. Não parto de seus acertos e erros em relação às atividades que vamos experimentando; parto dos modos dela e sigo para novas possibilidades, novas experiências, novos problemas. Prosseguimos incluindo os recursos antigos e as escolhas atuais da criança.

Quando atendo bebês e crianças de até 3 anos, escuto os pais e o bebê, sempre atenta aos acontecimentos gerados na nossa relação; aproximo-me com cuidado e respeito. Sobretudo por se tratar de um bebê que está formando seus contornos, não devo invadir seus espaços tão pouco delimitados. Vou me aproximando em pulsos, chego perto e recuo, mais perto e mais longe, com as mãos, com a voz, com os olhos: esperando suas respostas, respeitando a comunicação, tentando estabelecer um bom contato e conexão corporal. Permaneço atenta ao ambiente gerado entre pais e bebê: que paradigma o permeia? Quais são os lugares fixos dos integrantes daquela família?

Quando estou atendendo, respeito o campo estabelecido na composição entre os corpos presentes e uso meus saberes na relação viva com essas presenças. Aguardo e acompanho os acontecimentos no tempo real. Tenho-me assustado ao deparar com adultos que tomam água antes da sede, obedecendo à ordem de ingerir dois litros de água por dia. Outros se alimentam de três em três horas independentemente da fome, pois são orientações/ordens do nutricionista. Bebês "cuidados" pelos livros e seus renomados autores. Agendas estonteantes até para um adulto praticadas pela criança – que deve ser estimulada no tempo certo, segundo o manual de neurologia. Esse comportamento interrompe o contínuo do vivo em nós, confinando o sujeito aos poderes da atenção, da cognição. Problematizar propõe conversar sobre essas orientações, as necessidades singulares, as capacidades pessoais. Entendo que, diante de uma doença, como um problema renal, o indivíduo necessite seguir determinada ingestão de água para garantir o melhor funcionamento do rim; finalizada a questão, deve retomar sua autorregulagem. Quero dizer que, em casos pontuais, as ordens externas conduzem a pessoa, sendo importante que, findado o problema, o sujeito-agente retome sua capacidade singular de ajuste.

Ao se reconhecerem, as pessoas imediatamente tendem a se corrigir de acordo com as ordens externas vigentes; assim, desconfiam da comunicação ou interrompem-na. Entendo que, ao nos reconhecermos, já antevemos o questionar-se e, se necessário, o operar-se. O contínuo identificado na falta de água no meu organismo, na presença da sede, na ação em direção à água, no gesto de beber a água, distribuí-la pelo corpo, assentá-la. Todos temos sede, mas não na mesma hora nem na mesma intensidade. O igual e o diferente ou o diferente e o igual? Se você não sabe quando tem sede, não adianta seguir ordens, melhor seria aprender a voltar para si mesmo e reconhecer sua fome, sua sede. As orientações externas auxiliam, mas não solucionam. Em tempos idos, tivemos necessidade de desenvolver um saber que nos orientou para a extensão da vida; hoje, necessitamos retornar para outro saber, mais junto de nós. O sujeito-agente pode ser estimulado pelos saberes; em seguida, pode relacionar as orientações externas com a percepção de si, definindo melhor as próprias necessidades. Nesse sentido, ele assume as próprias necessidades e diminui as dívidas com o certo/errado.

O trabalho com, no e pelo corpo contribui enormemente com esse retorno a si. Gera espaço e tempo para o deslocamento na direção do mundo interno, ao mesmo tempo que promove o contínuo do pulso em direção ao mundo externo. Pulso, movimento composto por expansão/percurso/contração/percurso/expansão...

Insisto em afirmar que obedecer a ordens durante uma atividade física não vai garantir toda essa complexidade. Exercitar o corpo no sentido de reconhecer, problematizar e operar-se, identificando e respeitando o determinado e o aleatório no processo vivo do sujeito, é a forma de garanti-la.

Como agir de modo singular diante da crença de uma verdade única, "verdade" que "engole" a maioria dos ambientes por onde circulamos? Como manter o pulso – expandir, percorrer e contrair – sem reconhecer a transitoriedade humana?

Operar a forma

Quando digo "operar a forma", já penso: de qual forma estou falando? Pode o próprio corpo físico limitar o subjetivo em si ou o subjetivo em si limitar o corpo físico?

Operar a forma ou, melhor ainda, "co-operar" a forma: esse é o desafio.

Como fisioterapeuta, aprendi a corrigir as falhas do sistema musculoesquelético na presença de dor, traumas e fraquezas. A apaixonante camada muscular – cor e forma atraentes, poder e potência, aparência que contorna e define uma existência mais ou menos presente – sempre foi o meu maior instrumento e a porta de entrada para cuidar do outro.

A força de atração dessa camada, a curiosidade e o fascínio que despertam são imensas e fazem sentido quando pensamos que, por meio da camada muscular, separamos o ambiente interno corporal do ambiente externo, podemos chegar mais perto do indivíduo, temos acesso. Além disso, podemo-nos conectar com as outras camadas – neural, visceral e hormonal –, estabelecendo um diálogo entre os tecidos que compõem um indivíduo. Diálogo esse ora voluntário, ora involuntário, ora consciente, ora inconsciente: demonstramos, expressamos, atuamos, disfarçamos, alcançamos, desistimos. Todas as camadas que compõem um corpo físico estão em relação e se afetam entre si, mas a camada muscular é aquela que posso ver e tocar diretamente, coordenando e encaminhando as intervenções diretas sobre meu corpo e o do outro.

Essa é a camada de tecidos elásticos e contráteis, os quais funcionam como paredes protegendo a camada visceral e neural, de tecidos mais delicados e com consistência menos resistente quando comparados com os músculos e ossos, estabelecendo um limite justo entre continente e conteúdo. Essa parede de músculos aproxima e distancia, protege e expõe os corpos. Diante de tal complexidade, a aproximação corpo a corpo fica mais favorecida no contato e no encaixe.

A pele tem essa função primária de separação e contato, mas o mundo adulto exige mais do que pele para garantir as fronteiras de um corpo vivo. A experiência da verticalização, da cabeça às partes corporais até a verticalização da unidade corporal, acompanhada das consequentes pressões maiores da ação da gravidade e do risco de queda constante, vai gerando territórios de conflitos, internos e externos. Estes exigem um tecido mais resistente e elástico para a sustentação de uma parede viva "dupla face", que pode se comunicar e proteger, simultaneamente, diante das alterações de dentro e de fora do indivíduo. Trata-se de uma parede ágil e resiliente que pode disformar um corpo durante uma ação e um deslocamento e, ainda assim, garantir a forma.

O coração, a bomba da vida, é formado por tecido muscular. Qualquer ação/não ação que parte dos grupos musculares afeta todas as camadas do indivíduo, alterando suas funções cardiorrespiratória, metabólica, neurológica, psicológica, cognitiva. Expressões faciais, pequenos gestos das mãos, a tonalidade da voz, um olhar são projeções que, antes mesmo de ser consciência e intenção, constituem atos musculares na relação direta com o mundo interno e externo.

Meu processo

Corrigir as disfunções musculoesqueléticas foi meu movimento inicial e insatisfatório. Isso porque o sujeito não se apropriava da sua forma, mantendo a função desconectada desta. Com base nessas reflexões, estudei, apliquei, pesquisei e questionei. Experimentei em mim e nas pessoas atendidas como o corpo, acionado mediante a percepção, a presença, a agregação e a conexão, promove o deslocamento em vários sentidos e direções que aumentam ainda mais a percepção, a presença, a agregação e a conexão.

Passei então a definir melhor o deslocamento que, no corpo e em seu comportamento, no corpo e em suas afetações no corpo e em suas ações, pode se manifestar em direções e sentidos diferentes. Entendo que a trama de camadas interdependentes que compõe o todo de uma pessoa nem sempre é acionada com o mesmo propósito e a mesma consciência, gerando por vezes necessidades conflitantes. Como exemplo disso, a pessoa pode compartilhar um fato alegre com uma expressão facial triste e desinteressada, gerando um ambiente que não apoia a alegria e ficando sozinha na comemoração.

Foi implicada com a questão sobre o corpo e seus contornos concretos e subjetivos que "entrei" no universo da minha formação profissional e, portanto, dediquei muito tempo à prática e aos estudos relacionados com o corpo e suas formas. Deparei, entretanto, com realidades e crenças que não conferiam na prática. Os corpos físicos respondem às minhas intervenções fisioterápicas, mas os sujeitos contidos neles querem/não querem o combinado, pedem/resistem ao proposto, desafiam os livros, têm suas histórias, estão inconscientes do seu funcionamento. Diante desse quadro, muitas vezes o "certo" vira desconforto e o "errado" vira conforto. E agora? Sustentar o "certo" desconfortável? Até quando?

Assim, qual não foi a minha surpresa ao tentar escrever este capítulo, "travei". Indignada, reprovo-me: mas essa é a minha área, em tempo e espaço! Assim, percebo ser nesse momento que sinto o alargamento do conteúdo, da prática narrada, da variação de combinações e encaixes. Como dizer tudo se ainda não sei? Sinto os meus músculos me empurrando e me travando. Tudo? Quanta pretensão! Depois do susto, acho graça, coisas do tecido muscular; poder, poder, poder!

Sou norteada por trabalhos corporais que geram aplicação de forças que harmonizam e estruturam um corpo físico. Essa etapa foi construída ao longo dos anos em que estou formada como fisioterapeuta somada a outras importantes formações – eu e a minha inquietude, sempre acompanhada dessa busca incansável de aprender. Quem me acompanha sabe como valorizo esse uso de mim, o aprender com o outro. Seguindo esse pensamento, tive uma grande mestra, a fisioterapeuta Angela Santos, autora de vários livros; ela foi a primeira a verbalizar a importância de buscar várias fontes de conhecimento para desenvolver as sínteses que melhor atendessem às pessoas que procuram o serviço da fisioterapia. Lembro-me de sua queixa ao ouvir pessoas se referindo ao seu trabalho como uma "mistura", invalidando um processo de muita riqueza que gerou sínteses e modos de trabalhar potentes e de grande alcance.

Paralelamente aos estudos, sempre me desenvolvi "muscularmente": gosto de dançar, de correr, de me movimentar. Dançar envolveu-me em um mundo de fantasias quando criança. Apresentou-me um mundo de destaque e admiração na adolescência. Informou-me sobre as várias combinações possíveis entre as partes do meu corpo quando jovem adulta. Hoje, dançar aciona os tecidos visceral, neural, muscular, esquelético, hormonal, para o cooperar. Quando ressalto o impacto da dança, refiro-me à percepção que se transformou em consciência, pois é fato que todos os meus tecidos são afetados na ação/não ação, nos acontecimentos e ambientes. Porém, nem sempre me aproprio conscientemente dessas manifestações e alterações, ficando impedida de manejar minhas intensidades e formas.

Meu trabalho e aprendizado como fisioterapeuta foi permeado pela dança, pela corrida, pela caminhada e pela prática de diversas técnicas corporais, o que deu sentido e significado para que eu prosseguisse com os estudos, o aprendizado e novas práticas. Todos os meus cursos são teóricos e práticos, pois sempre acreditei na aplicação das técnicas em meu corpo, sempre explorei as teorias nas práticas. Desse modo, estudando, vivendo e aplicando, alcancei um corpo que reconheço como saudável: sem dores crônicas, com comunicação e relação entre as partes, sensível às variações viscerais, ágil e coordenado, forte e elástico, peso que cumpre com minhas necessidades, imagem e presença agradável. Certamente, diante das bailarinas e dos atletas profissionais, minha força e agilidade serão insuficientes. Também meu peso será indagado no universo das manequins ou dos lutadores de sumô. Minha afirmação anterior pode ser questionada em diferentes universos e na relação com atividades e experiências específicas, mas é assim que me sinto internamente, que me percebo nas atividades cotidianas e que afirmam as pessoas nos vários ambientes em que transito. Não quero com isso colocar-me como uma pessoa mais ou menos bacana, melhor ou pior que outras; tento envolver você, leitor, em uma compreensão do processo vivo, da história viva, aquilo que está acontecendo, não aquilo que aconteceu ou imagino que acontecerá. Entendo ser essa a minha realidade viva.

Eu acreditava que, se as pessoas vivessem a alegria de mover-se e tivessem o conhecimento básico sobre a biomecânica e suas relações com a saúde, prosseguiriam se cuidando e se movendo. Mas, na prática do tratamento, não funciona assim: ora elas desistem de modo consciente, ora disfarçam pra si mesmas, ora extrapolam seus limites, ora se escravizam, dispersando energia e envelhecendo o corpo precocemente. Como isso acontece diante de tantos benefícios sentidos pelas pessoas e alardeados em jornais, livros e revistas? Sim, podemos pensar sobre as características humanas de gastar pouca energia e buscar conforto. Podemos pensar nos desafios da forma e nos dias atarefados. Mas também podemos pensar nas pessoas que mantêm uma constância na prática de exercícios, os atletas amadores bem-sucedidos, que não prosseguem apenas – querem superação e perfeição, por vezes estabelecendo uma relação corporal de dívida constante, na qual o simples e bem-existir não cabe. Parece-me que mover-se ou não mover-se merece um diálogo mais singular e complexo por parte de cuidadores e cuidados.

Operar a forma, para mim, implica combinações e variações entre os corpos físico, comportamental, emocional e cognitivo. Para tal tarefa, o ambiente gerado na relação e na experiência entre os corpos presentes vai nos dirigir. Preciso que a pessoa coopere comigo para prosseguirmos processando esses ambientes. Cooperar dentro do território que pretendo instalar está relacionado a um grupo de ações/não ações que permite certo diálogo, certo silêncio, certa escuta. Trata-se de possibilitar a instalação de um jogo de forças no qual o corpo e sua motilidade, seus gestos, suas expressões e seus movimentos possam participar. Proponho uma experiência corporal e sigo com os jogos de forças que emergem no acontecimento. Tais jogos de forças são práticas e usos de si que estimulam e intensificam a presença integral do corpo. A quantidade e a qualidade dessa presença dependerão do sujeito em questão, de QUEM está em atendimento e das conexões possíveis. O sujeito e suas camadas interdependentes têm força no ambiente gerado por nós, e essa força pode entrar no jogo.

Durante meu desenvolvimento como corredora, cuidei de não me machucar, sempre atenta aos limites indicados na presença do meu corpo e aos meus saberes como fisioterapeuta. Mas chegou um momento em que senti potência para ir além e não consegui ultrapassar certos limites impostos por outras camadas que não os tecidos musculares e ósseos. Percebi, então, a verdade inquestionável de necessitar viver "certa dor" para prosseguir, e tal possibilidade me impedia o amadurecimento – não só na corrida, mas também na vida profissional e pessoal. Queria ir adiante, mas só iria sem dor, esse era um ideal, o meu ideal. A possibilidade da presença da dor me impediu e me moveu. Ao estabelecer um diálogo entres as camadas que me compõem, pude negociar entre a motivação de superação e a desaceleração de determinadas conquistas por meio de uma *espera ativa*.

Espera ativa implica acompanhar-se garantindo o melhor possível, garantindo ações/não ações e, ao mesmo tempo, esperando respostas baseadas em sensações e sentimentos que transitam entre a motivação sabida e os impulsos ainda desconhecidos. A desativação do controle, do habitual, que mantém em vista a motivação e também soma um tipo de estranhamento, um estado de corpo desconhecido, sem nome. Essa espera ativa e a consequente intensificação da percepção da minha presença foram acompanhadas de certa "dor".

Simultaneamente, durante o meu encontro com a terapia formativa, identifico e reconheço a excitação que é vivida de modo concreto pelos tecidos corporais. A excitação envolve, circula e move o corpo próprio e o do outro. A excitação ativada no encontro, quando bem canalizada, favorece a comunicação e vitaliza o sujeito; por outro lado, sem canais de comunicação, a excitação toca e agride os tecidos corporais, exigindo passagem e buscando novas formas.

Diante desse quadro – percepções, sentimentos, ações e entendimentos – desenvolvi mecanismos para aplicar uma prática que opera a forma, mas espera o "co-operar". Acompanho o outro da relação para que ele saiba muito bem de onde parte: que conflitos e emoções pedem passagem, que comportamentos são funcionais, enfim, quais são as formas possíveis e as desejadas para o corpo vivo e dentro do seu tempo na linha da vida. O sujeito do processo pode perceber a existência das camadas viscerais e sua importância no sistema vivo, desenvolvendo sensibilidade para o funcionamento desse maquinário, de modo que sinta e vibre com o conforto de uma presença menos tônica e de menor esforço. Pode identificar a excitação e sua passagem nos tecidos, aprendendo a conter e a canalizar em vez de contrair e a relaxar. Pode reativar seus sentidos e tornar-se íntimo dos seus aparelhos dos sentidos. Pode reconhecer e aprender consigo as possíveis variações do tônus muscular nas variadas ações/não ações de um agente-sujeito e sua forma resiliente. Pode confiar nessa forma que é capaz de se "dis-formar" e "re-formar". E, caso queira muito algo, pode trabalhar nessa direção sempre respeitando o tempo e espaço necessários para a determinada conquista. Aqui voltamos à ideia da *espera ativa*.

Conectamos forma e função, gerenciamos as diferentes respostas, dialogamos com as camadas que emergirem. Daí os meus exercícios serem ambientes para *experimenta-ações* vivas e formativas. A palavra "formativa", em meus textos, é emprestada da psicologia formativa de Keleman, aliada à influência dos disseminadores desse pensamento no Brasil.

O material usado nas *experimenta-ações* é o vínculo, o sujeito-agente-sujeito presente, a comunicação e as relações estabelecidas. O indivíduo, saliento, pode ou não deixar-se experimentar, pode ou não perceber os recortes e respostas que emergem na ação/não ação. Os exercícios são executados a fim de promover ambientes, externos e internos, que favoreçam situações nas quais a pessoa depare com ela mesma e com o outro sem antecipar-se, surpresa. Minha presença e a captação do que vejo/percebo no corpo, em desenhos, palavras, expressões, gestos e na execução dos movimentos pela pessoa, fornecem-me dicas que, sem predeterminação, são processadas por mim e devolvidas ao sujeito – que, de dentro da sua experiência, encontra sentido e conexão próprios.

Ele pode ou não compartilhar. Quase sempre, tento ao menos citar o fato; prosseguimos com o verbal quando a pessoa permite, mas sempre tento elaborar mais do vivido. Nesse momento, podemos somar nossas percepções: trago à cena recortes que o sujeito não percebeu e reconheço novos sentidos na fala dele. Assim seguimos nos retroalimentando. A ideia é garantir que, por meio de outra camada que não a física, a pessoa possa voltar ao vivido e repetir, repetir, formando novas camadas e novas conexões.

A transformação acontece mediante a repetição, mas uma repetição significada pela própria pessoa. É sempre bom lembrar que a transformação de um corpo se dá diante de novos comportamentos e usos de si, e não apenas com exercícios físicos. A comunicação por meio das palavras ajuda a problematizar os comportamentos padronizados e desatualizados, as "formas prontas" distantes dos acontecimentos atuais. O comportamento é composto de pensamentos, atitudes e de um grupo de ações musculoesqueléticas que constituem uma forma que busca eficiência. Nesse sentido, o comportamento deve se atualizar para se manter na relação com os acontecimentos. O uso da palavra permite essa interlocução entre a forma e a função, entre os padrões que funcionam/não funcionam, entre as emoções que surgem ao desativar os comportamentos disfuncionais, entre o corpo e a ação/não ação que vitaliza.

Sentimento, entendimento, possibilidade: qual é o seu ponto de partida?

Entendo que a maior parte dos meus atendimentos se beneficia claramente desse modo de trabalhar, mas também "apanho" quando chego perto de "questões guardadas" pelo paciente, sobretudo sobre si mesmo. A experimentação dos processos vivos favorece e estimula a presença do estranho em si, do novo; dessa forma, algo sempre pode ser revelado.

"Apanho" quando cuido de pessoas incapazes de lidar com a dor de modo geral. Para essa área indefinida e abstrata, sendo minha formação inicial fisioterapia, busquei integrar a psique com o corpo por meio de terapia própria, de estudos, cursos e supervisão com psicólogo que me instrumentalizaram para clarear minhas práticas e meu modo de atender. Assim, atendo um trauma, uma dor persistente, uma escoliose, um medo indefinido, uma disfunção alimentar sempre acompanhada do sujeito e de suas particularidades, tendo o corpo como porta de entrada.

A esse modo de cuidar denominei Terapia Alfacorporal, que se apoia na sistematização do Método Corpo Intenção e na Técnica de Alfabetização Corporal. Tanto método como técnica baseiam-se em outros métodos e em seus autores, em várias técnicas corporais e em pesquisas e experiências vivas pessoais e da minha clínica. A sistematização de um método e de uma técnica, os estudos, as práticas em mim e no trabalho, as pesquisas desses elementos citados constituem um bastidor que me autoriza, em conjunto com o atendido, a cuidar de determinada forma, isto é, a cuidar por meio da Terapia Alfacorporal.

Como?

Não pretendo destinar este livro ao ensino de técnicas de massagem e exercícios prontos para fortalecimento ou alongamento muscular. Meu objetivo é estimular o leitor a também fazer suas *experimenta-ações*, experienciando-se e estabelecendo conexões.

Tentei sistematizar COMO operar a forma e COMO promover o "co-operar" desta. Operar e "co-operar" indicam o tempo e o espaço em que caibam o agente e o sujeito em terapia. Preciso que o outro se comprometa com seu processo, pois não tenho o poder da transformação; sou o acompanhante temporário na "jornada do herói".

Baseio-me em quatro grandes grupos e em sua resultante para a aplicação de exercícios, massagens, brincadeiras, desenhos, conversas: *os cinco sentidos, as cinco partes do corpo, os cinco personagens do corpo* e o *diálogo possível entre todos*. Tal diálogo é definido pela percepção, pelo sentido, pelo processamento e pela conexão que a pessoa, acompanhada por mim, faz com as práticas propostas, com nossa relação e com o ambiente gerado.

Os cinco sentidos

Experimentamos os *cinco sentidos*: tato, visão, audição, paladar e olfato, tentando reconectar o sujeito-agente com o "gosto" pelos mundos interno e externo. Vamos abrindo os canais para receber os sinais que chegam de fora e de dentro, experimentando um corpo sensibilizado, vivo e inquieto, reconectando suas partes. Nessas *experimenta-ações* estão incluídas as etapas de reconhecimento, de problematização e de simultaneidade, nas quais busco verificar e recortar o vivido. Vou "co-operando" a forma do atendido, aprimorando seu sentido mais pobre e assentando o mais saliente. Faço isso ao garantir a experimentação de todos os sentidos e, ao mesmo tempo, destacar a presença dos aparelhos sensoriais; e também ao relacionar a experimentação com as camadas que protagonizam o acontecimento. Assim, a pessoa pode explorar – projetar e introjetar, processar e alimentar-se –, formando camadas.

Uso essa ordem – dos órgãos dos sentidos aos tecidos corporais e aos personagens do corpo – como organizadora, mas sei que tudo acontece simultaneamente; caso algo importante atravesse o programado, não me acanho e persigo o que emergiu. Esse modo de atender respeita o sujeito e nos orienta, cuidador e cuidado, para o que ainda não sabemos. Desse modo, cada encontro com cada paciente é único.

As cinco partes do corpo

Exploramos os aspectos e formas do organismo partindo do que chamei de *cinco partes do corpo*. Posso eleger jogar/brincar com os sistemas musculoesquelético, cardiorrespiratório, digestivo-urinário, nervoso e endócrino; ou, ainda, com os tecidos nervoso, muscular, ósseo, visceral e fascial; ou também com as formas líquida, porosa, rígida, densa e suas variações. São grandes grupos que podem servir de norte para as atividades, conectando uma sessão à outra e favorecendo a aproximação de si e o envolvimento com os temas que geram o aprendizado.

Tento trazer para a prática materiais que lembrem as partes citadas: elásticos, bastões, bexigas, panos, almofadas; formas redondas, quadradas, longas, estreitas, largas, peças ósseas; livros, desenhos, histórias infantis, textos, conversas. Procuro desenvolver relações e ações que estabeleçam conexões entre o vivido e um sentido definido pelo saber intuitivo e intelectual. Um elástico lembra o músculo; um bastão pode ser associado ao osso; a bexiga cheia de ar e cheia de água remete às vísceras e aos hormônios; a velocidade, à camada neural; a lentidão, à camada visceral; bolas, caixas grandes e rolinhos macios, ao acolhimento; movimentos assertivos com um bastão, à guerra; movimentos lentos com um cesto, à nutrição.

Os cinco personagens do corpo

Na continuidade, partindo das minhas referências, ofereço *os cinco personagens do corpo*: fazedor, nutridor, idealista, introspectivo e experimentador. Também posso utilizar arquétipos e personagens mitológicos: grande mãe, sábio, guerreiro, donzela, explorador. Acesso ainda emoções como melancolia, raiva, tristeza, medo e alegria. Relaciono os personagens e emoções, suas formas corporais, suas ações e os ambientes gerados e seus acontecimentos. Posso usar um exercício que traga essas formas corporais, pedindo ao sujeito-agente que o acompanhe com uma imagem. Partindo do corpo físico e de suas formas, apresento outros *corpos possíveis* e mantenho em vista o meu bastidor sobre o corpo presente. Apresentando corpos/formas e essa subjetividade coletiva – formas corporais do mestre, da grande mãe, do guerreiro; formas expressivas de raiva, tristeza, alegria; formas de identidade como a do fazedor e da nutridora. Com base nessas intervenções, o sujeito singular vai aparecendo para si mesmo. Qual é o seu modo de ser um fazedor? De que forma se reconhece como mãe? Onde se localiza o mestre no próprio corpo? Brincando com esses *corpos possíveis*, o sujeito, distraído, vai se encontrando. O indivíduo diferente já estava presente nas outras etapas, mas, nessa fase, o sujeito-agente se apropria ainda mais de como viveu e vive sua forma; ele pode se descolar: ver-se e ver o outro, de fato.

Diálogos possíveis

Para ativar os *diálogos possíveis*, as atividades e práticas são norteadas por quatro conceitos e pela relação entre eles. Tais conceitos, definidos pela Técnica de Alfabetização Corporal, possibilitam o diálogo entre uma narrativa verbal e um corpo expressivo:

Sequência intencional

Durante a terapia, defino um *tema* para aplicar determinado exercício ou massagem, e, dessa forma, ativar as respostas afinadas/desafinadas com o ambiente. Trata-se de um *tema* de bastidor que permeia a prática de uma sequência ou de uma ação simples, uma instrução, um toque e uma orientação aplicados como tentativa de sensibilizar o corpo na direção de determinado assunto. Esse *tema* pode capacitar o sujeito-agente a atualizar as respostas e suas formas em constante relação com os acontecimentos. Percebo que o exercício físico e a massagem, assim aplicados, promovem respostas que surpreendem o sujeito e o agente, ativo ou passivo. Durante as práticas, o sujeito-agente pode questionar-se enquanto reconhece e desenvolve a camada muscular-óssea-neural-visceral-hormonal. Ao mesmo tempo, reconhece e problematiza a convivência com o poder possível e real. A esses modos de "fazer com" chamei de *sequência intencional*, exemplificada no tópico "Simultaneidade" e no Capítulo 5, "Momentos clínicos".

Espera ativa

No tópico "Os pés", propus a diferenciação entre poder e potência. Aqui, penso ser importante diferenciar novamente os significados da palavra "poder" que continuam aparecendo no texto. Penso na condição de *poder fazer sustentado* e não em poder simplesmente. Esse *poder fazer sustentado* acomoda o sujeito, o agente, o outro, o tempo e o espaço e, desse modo, permite que ele reconheça quando fica impossível assimilar os acontecimentos, aprendendo a se manejar a partir do melhor aproveitamento possível, definindo ações sobre si mesmo na direção desse *poder fazer sustentado*. O conceito de *espera ativa* compreende uma espera que é ativada para que o indivíduo consiga manter-se em ações ou em ambientes que aguardam e, simultaneamente, ativam determinadas possibilidades. Estas, seja em gestação, seja em curso, favorecem o sujeito-agente no curso da vida, além de compor um campo de forças que podem ser transmitidas para grupos de pessoas, influenciando os acontecimentos. Trata-se de ações e não ações que definem uma *espera ativa*.

Movimento tátil

Com o paciente *adulto*, aproximo a mim e a ele do seu grau de capacidade de digerir, entender e canalizar suas emoções; assim talvez possamos definir caminhos para vários aprendizados pessoais. Esse acesso, em minhas terapias, é facilitado por meio da experiência do *movimento tátil*: ação voluntária feita em uma parte do corpo de modo lento, repetitivo e de pequena extensão. Com esse pequeno movimento, o sujeito da ação permanece atento e tenta perceber se essa ação voluntária dispara ações involuntárias em outras partes do seu corpo. Diante da percepção das ações voluntárias e involuntárias do agente em si, o sujeito em si destaca a conexão que faz sentido, sendo orientado para si mesmo. A experiência de si, na relação e na interação das próprias partes corporais, auxilia os processos de desenvolvimento.

Ser capaz de perceber a regulagem e a adaptação constantes durante qualquer ação/não ação encaminha o indivíduo para a maturidade. O *movimento tátil* será exemplificado ao final deste capítulo e também no Capítulo 5, "Momentos clínicos".

Deslocamentos

São infinitas as combinações e variações possíveis entre o *tema* de bastidor, a exploração dos *sentidos*, o material/*forma* escolhido, a ação/não ação promovida e as conexões feitas pelo sujeito.

Às vezes, pretendo propor uma ação/um jogo com determinada intenção e o indivíduo me desloca, propondo uma nova combinação e novas possibilidades de encaminhamento e compreensão da experiência. Quando isso acontece, me emociono, acolho e me conecto, agregando ao meu repertório um novo exercício/tema. O exercício aqui não está restrito à prática física, mas aos vários exercícios possíveis, nas diversas áreas de desenvolvimento do indivíduo. Procuro compartilhar e dimensionar, com ele, como aquela experimentação será benéfica para outras pessoas às quais transportarei a nossa experiência, destacando o "corpo canal" – formado por uma transmissão de forças frutífera. Quando ambos, cuidador e cuidado, estabelecem conexão consigo e com o outro, os corpos canais são ativados e os ambientes formados transmitem força de longo alcance.

Toda a experiência concreta é elaborada, para mais ou para menos, dependendo da pessoa. É difícil regular a quantidade e a qualidade do verbal diante do concreto e do abstrato. É difícil relacionar a fala e o vivido. É difícil contornar e regular ações diferentes no mesmo ambiente, mantendo diálogo e presença.

Por meio do acompanhamento das experiências, da investigação das respostas, da acomodação, o encontro entre a dor física e emocional pode ser significado pela narrativa expressa na experiência concreta do próprio indivíduo. Sempre me intrigou essa relação, sem ponte, entre a dor física e a emocional; a frequente constatação do sujeito tenso que tem dor. O que isso quer dizer? Como o corpo concretiza a dor, transforma o invisível em visível, o impalpável em palpável? Como as forças musculares nos diversos músculos presentes em um corpo são desenvolvidas de forma tão desequilibrada?

O sujeito pode encontrar a ponte que liga sua dor emocional à sua dor física ou vice-versa, em uma via de mão dupla. Para tal "encontro", entendo ser necessário que o sujeito-agente experimente a si mesmo – em seus sentidos, ações, pensamentos e sentimentos. E que possa, acima de tudo, compartilhar e perceber que afeta e é afetado o tempo todo, alterando os ambientes internos e externos a si.

Experimenta-ação

O sujeito em si pode experimentar seu corpo partindo de várias camadas da sua existência; pode sonhar que está voando, sentir como seria estar voando, lembrar-se de como o vento bate no rosto e relacionar a sensação com a ideia de voar. Já o agente em si deverá seguir algumas regras de um corpo composto por limites e mecanismos que indicam até onde *pode* ir – e não até onde *quer* ir.

Experimentar e definir os contornos do sujeito e do agente em si geram o amadurecimento. Perceber que a cada gesto ou movimento voluntário se desencadeiam gestos ou movimentos involuntários limita o agente e, ao mesmo tempo, liberta o sujeito para experimentar ainda mais. As experiências promovidas pela Técnica de Alfabetização Corporal são compostas pela distinção e pelo encontro entre o sujeito e o agente em si. Desse modo, favorecem o preenchimento de si, que facilita melhores posturas físicas e comportamentais na relação com os acontecimentos; melhoram a acomodação e a canalização da excitação que move os corpos; estabelecem limites para as ações e suas consequentes afetações.

Durante as terapias, o sujeito-agente-sujeito pode experimentar, contornar a experiência e dar sentido à própria experiência. Não se trata apenas de experimentar, tampouco só de fazer ou de somente entender: é a combinação e a acomodação de partes integrantes e integradoras de si. Isso é muito importante. De onde você vem? Qual é a sua formação pessoal e profissional? Você está às voltas com agir, sentir ou entender os acontecimentos? Qual é o seu ponto de partida? As respostas a essas perguntas podem orientá-lo para um caminho diferente, no qual caiba o novo.

O agente em si, diante de uma ação voluntária em determinada parte do corpo, vai viver o disparo de ações involuntárias para garantir a adaptação ao novo ambiente gerado. Esses movimentos involuntários configuram ajustes e adaptações das partes do corpo diante de uma ação de outra parte do mesmo corpo, diante da ação da gravidade e das oscilações orgânicas. Eles garantem o equilíbrio, estático e dinâmico, sobretudo na posição em pé.

Fica evidente que devemos pensar no equilíbrio dinâmico partindo dos sistemas de reequilibração. Porém, já quando estamos entendendo o equilíbrio estático – termo da biomecânica que indica os ajustes de um corpo em pé parado –, sou levada a crer que "estático" não é a melhor palavra para ilustrar o jogo de forças estabelecido entre agentes internos, externos e a parede corporal, composta sobretudo pelos músculos.

Quando movemos levemente a cabeça, por exemplo, outras partes do corpo alteram sua posição, promovendo o equilíbrio necessário diante desse gesto. Tal ação mecânica pode facilmente ser notada, sobretudo em movimentos lentos e de pouca amplitude, pelo olhar humano. Ao propor uma experiência simples, com movimentos pequenos, do agente-sujeito em pé e essas relações de equilíbrio, desequilíbrio e reequilibração, observo que o ajuste e a adaptação esperados diante de uma ação na cabeça, nos pés e nos joelhos não ocorrem como o esperado, do ponto de vista físico, na relação com a gravidade. O sujeito em si, às vezes, responde a uma ação mecânica, econômica e reguladora de forma "imprópria" e, por vezes, o agente em si não realiza ajustes e adaptações que acompanhem o movimento de uma parte do corpo. Essa resposta me chama a atenção diante da existência dos vários dispositivos neuromusculares e articulares que deveriam garantir as melhores respostas do corpo diante do gesto, da ação da gravidade e das engrenagens viscerais. Apesar disso e ao mesmo tempo, sou capaz de captar uma narrativa que aparece na contrariedade da resposta esperada. O sujeito-agente responde, com a camada muscular, ao conflito estabelecido entre as camadas interdependentes que o compõem.

Não deveria ser necessário pedir ao indivíduo uma forma de resposta musculoesquelética funcional, pois todo o sistema neuromotor responderia bem segundo o programa de autorregulagem existente. Entretanto, diante de uma pessoa singular, ao permitir uma resposta real e não a ideal, contorno seu ponto de partida, refletindo com ela sobre qual camada teria fornecido a resposta. Nesse momento, estamos, cuidador e cuidado, diante de uma ação concreta, física. Existem uma resposta e o limite de um corpo físico que, por exemplo, anda para a frente como forma habitual e funcional de deslocamento.

Podemos andar para o lado? Sim, mas logo voltamos à forma que melhor se adapta ao deslocamento de um corpo cujos órgãos dos sentidos estão voltados para a frente do corpo. Diante de uma ação que, do ponto de vista físico, não corresponde ao movimento mais adaptado, posso reconhecer o gesto também como resposta – não uma resposta da camada musculoesquelética apenas, mas ainda emocional e comportamental diante do, também real e imaginário, risco de queda.

Contraditórios, o ajuste e a adaptação, no terreno corporal físico, não acontecem; no terreno corporal emocional, porém, aparece a manifestação de certo equilíbrio ou desafetação. Diante de aspectos emocionais e comportamentais, a camada musculoesquelética responde com a indefinição de uma ação ainda sem sentido diante do conflito. O conflito, também ainda desconhecido pelo agente, conduz a ação e a não ação, tornando o indivíduo refém de si mesmo, distante das suas necessidades básicas.

Minha proposta, no campo físico, é pedir ao indivíduo em pé várias combinações de pequenas ações e observar seus respectivos ajustes e adaptações. Nesse momento, ali, diante do agente-sujeito, vou captando suas respostas, processando-as e devolvendo-as para o ambiente. Sempre lembrando que parto de uma resposta esperada, que venho de uma formação na qual aspectos biomecânicos, neuropsicomotores e morfocomportamentais são considerados. Partindo desses saberes, identifico "não saberes" que aguçam a minha curiosidade. Incluo a resposta que o sujeito me dá diante de um agente desavisado, que identifico a partir do que eu esperava como resposta do corpo físico diante da ação da gravidade e do desenvolvimento neuropsicomotor histórico. Sigo essa orientação para promover perguntas, desenvolver consignas, provocar e esperar. O sujeito-agente, de dentro da sua experiência, processa minhas observações e também as devolve ao ambiente.

Este é o jogo: vamos brincando enquanto pudermos. Enquanto pudermos porque é comum o desencadeamento de várias sensações e emoções, ora agradáveis, ora desagradáveis: curiosidade, enjoo, tontura, alegria, medo, desconforto, irritação, desconfiança, tristeza, gratidão, prazer, confiança. A experiência é acompanhada do sujeito e de sua imensidão subjetiva. A experimentação de si em pé, acompanhada das minhas provocações e do meu acolhimento, deixa o agente-sujeito mais sensível; dessa forma, ele pode se perceber melhor e se surpreender com o desconhecido em si. Longe do controle habitual, o sujeito-agente vai experimentando os fluxos de excitação que indicam um sentido, buscando passagem, indicando novas possibilidades.

Proponho jogos de forças oriundos de várias experiências, pedindo um movimento voluntário e, sempre, tentando reconhecer suas respostas involuntárias: a esperada e a não esperada, incluindo as várias respostas que somos capazes de captar e de processar.

A aplicação do *movimento tátil* pode ser feita com o indivíduo em pé, ora parado no lugar, ora se deslocando. O sujeito em si, quando presente, deverá se "deslocar" diante da necessidade do agente em si de se reequilibrar. O encontro entre o sujeito e o agente promoverá um deslocamento, e a pessoa pode, ou não, seguir para o amadurecimento.

Parado

A seguir, apresento modos de estabelecer campos de experimentação, de contornar as experiências e de ajudar o paciente a encontrar significados e sentidos para encaminhar e manejar suas ações na própria vida. As experiências propostas, durante a terapia, estão em ordem aleatória e são apresentadas em separado com fim ilustrativo.

Experiência 1 – Proposta de permanecer em pé, receber-se e ser recebido. Vamos esperar um tempo para deixar emergir as sensações. Como está (não como *deveria estar* ou como *estava*)? Percepção de si sem direcionamento. Como está (não o que *deveria fazer* ou *está fazendo*)? Percepção sem ter de fazer algo. A pessoa não busca sensações específicas, elas aparecem. Será possível manter-se distante dos julgamentos? Será possível perceber-se sem antecipar-se? Esperar e aceitar o que emergir de si para si mesmo? O terapeuta acompanha olhando o corpo do paciente e percebendo expressões, associações e perguntas que fazem parte da experiência.

Desse modo, ele também recebe o sujeito. Depois de um tempo, pergunta a ele o que chama a atenção de si para si. Guardam a resposta para uma revisão ao final da experiência, se for o caso. Essa percepção de si acompanhada pelo outro – o terapeuta – pode ser a ponte necessária para contornar as experiências, os significados e os sentidos que o sujeito dará à experimentação.

Experiência 2 – Em pé, perceber-se. Percepção de si com direcionamento. Nesse momento, o terapeuta pode fazer perguntas que dirigem a experiência, orientar a sensibilização do corpo tendo um tema, uma intenção: "Reconheça o seu contorno corporal. Como o corpo ocupa o espaço?" Enquanto o paciente percebe e define seu contorno, o terapeuta fica atento à posição dos pés e a seus apoios, bem como à posição das várias partes do corpo. Olha para um corpo vivo e seus aspectos mecânicos, comportamentais e emocionais. Acompanha o corpo e suas orientações espaciais, sua distribuição de peso, e sobre qual desequilíbrio se equilibra. Todas as informações podem, inesperadamente, se apresentar como a ponte que conecta o sujeito e o agente em si.

Em seguida, o terapeuta pede à pessoa que inicie um movimento lento e curto com a cabeça. Dirigir a cabeça para o teto e para o umbigo, subindo e descendo repetidas vezes. Enquanto o agente em si faz o que faz, o sujeito em si experimenta o movimento. Terapeuta e sujeito-agente vão percebendo o impacto dessa ação no restante do corpo. Algo chama a atenção? O terapeuta percebe como o agente-sujeito faz o que faz. É esperado que o corpo e suas partes busquem ajustes diante do movimento da cabeça e da ação da gravidade. Por exemplo, uma flexão da cabeça pode ser acompanhada de enrolamento do tronco e de flexão dos joelhos com o peso do corpo orientado para trás. Já a extensão da cabeça pode ser acompanhada de extensão do tronco e dos joelhos com o peso do corpo orientado para a frente. Lembro que o *movimento tátil* se caracteriza por ser pequeno, lento, simples e acompanhado. Caso os ajustes de reequilibração, do ponto de vista físico, não apareçam, por certo estarão presentes outras respostas, como pequenos movimentos de torção no pescoço, endurecimento das mãos, trava dos joelhos, recuo/avanço endurecido do queixo. O sujeito pode apresentar diversas respostas durante a experiência; todas são importantes – respostas reais diante de um sujeito e de suas experimentações.

Experiência 3 – O terapeuta tenta relacionar as partes do corpo partindo do movimento da cabeça (flexão e extensão) e das relações dessa ação com o restante do corpo. Enquanto o agente-sujeito repete lentamente o movimento com a cabeça, o terapeuta observa e capta outra parte do corpo que primeiro se relaciona com o gesto. O agente em si tem necessidade de reequilibrar o corpo físico em movimento diante da ação da gravidade; o sujeito em si, porém, pode "atrapalhar" esses ajustes – respondendo, com o mesmo corpo, a outras camadas de si, protegendo-se de um risco subjetivo. Ou seja, o sujeito "isolado" ou "fundido" com o agente em si disforma a ação justa do ponto de vista biomecânico e atende a outra parte de si, emocional ou comportamental, também importante. Nesse momento, o encontro entre o agente e o sujeito em si e o terapeuta pode promover o amadurecimento. Nos movimentos pequenos e lentos, os ajustes são mais fisiológicos, orgânicos tornam-se mais íntimos da herança recebida, dos padrões de organização que funcionam. Neles, o sujeito percebe com mais facilidade como faz o que faz e se reconecta com a vida, recuperando memórias, reconhecendo padrões desatualizados de uso de si, emocionando-se, destacando sua presença.

Ao propor que a pessoa perceba o que é visto em sua ação, iniciamos um diálogo. Todo o processo exige atenção e presença. O indivíduo pode narrar sua captação quando, por exemplo, sobe/desce a cabeça e involuntariamente dobra/estica o joelho, ou quando o queixo avança/retrai, o corpo tende para a frente/para trás ou os olhos se fecham/abrem. O terapeuta questiona o paciente sobre suas percepções, conta o que vê e, juntos, ambos reconhecem as várias realidades presentes. Existe um saber biomecânico que orienta o terapeuta e uma visão do movimento real que pode surpreender, além de uma percepção do sujeito que pode ou não coincidir com o que é sabido e visto. O diálogo pode contornar a experiência e transformar-se em conhecimento; diálogo estabelecido entre o modelo, o padrão e a singularidade da pessoa em atendimento, mediado pelo terapeuta e processado por ambos.

Experiência 4 – Peço o movimento voluntário dos pés no chão, no qual o agente em si aplica força nos dois primeiros metatarsos contra o chão, sustenta a pressão e solta. Realiza essa ação repetidas vezes e, então, o sujeito é orientado a perceber o que esse gesto voluntário provoca no restante do corpo. Desse exercício, podemos seguir para tantas experiências geradoras de amadurecimento para um sujeito-agente em pé! A pressão dos pés contra o chão vai gerar adaptações do corpo como um todo. Caso o sujeito em si necessite alterar a resposta econômica do ponto de vista de um corpo físico em pé – caso ele não aguente perceber as respostas involuntárias e, portanto, longe do seu controle habitual –, aparecerão questões de ordem física, emocional e comportamental. Reconhecer e problematizar o que emergir da experiência pode deslocar o sujeito-agente de fato. Esses acontecimentos dirigem a experiência.

Experiência 5 – Estabelecida a presença, o conhecido e o desconhecido, no concreto e na ideia, podemos partir ou não para o simultâneo. Deixamos uma ordem nos guiar, lembrando que, no tempo real, a ordem e o controle dos acontecimentos não se confirmam. Insisto que os acontecimentos no tempo real têm seu percurso, o qual não controlo; organizo-o ali, junto com o paciente.

O terapeuta propõe um movimento que continua a ação da Experiência 4 e acrescenta um objeto. Assim, além de relacionar partes do corpo umas com as outras, agora iniciam uma relação com um objeto externo e a ação corporal. Pode ser introduzida um tema/uma emoção associada ao gesto e ao objeto. Se a prática acontece em grupo, outra pessoa participa. Teremos agora ação corporal e suas relações em si com o objeto, com um afeto, com o outro, com o espaço, com o tempo.

Por exemplo, em pé o terapeuta pretende associar o movimento da cabeça e sua relação com a distribuição de peso nos pés e a flexão/extensão dos joelhos. Apresenta um bastão longo e pede que o indivíduo o mova/jogue no espaço mudando a posição das mãos, que o agarram ora viradas para cima, ora viradas para baixo. A posição das mãos se alterna, promovendo um agarrar e empurrar. Nessa situação, as combinações possíveis entre as partes do corpo podem ou não aparecer. O sujeito em si, atento e ocupado com a pronossupinação dos antebraços, poderia ter no agente em si a responsabilidade de lidar com as ações involuntárias de ajustes do equilíbrio em pé, favorecendo a economia do movimento. Em geral, esse arranjo não acontece. O terapeuta ajuda o sujeito-agente a perceber o que está acontecendo. Opera a forma associando as partes e compartilhando o acontecimento.

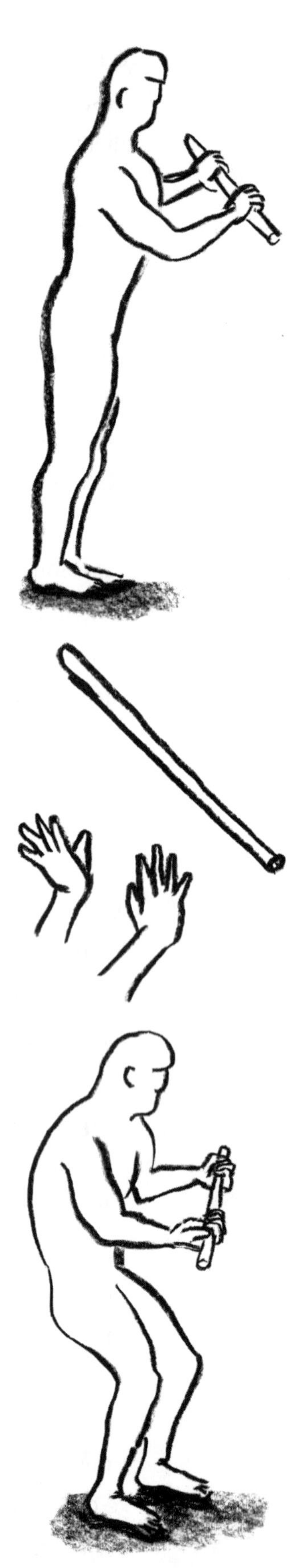

Experiência 6 – Repetir a Experiência 1 e perceber o corpo atual. Em pé, frente a frente, paciente e terapeuta passam um tempo percebendo a forma corporal atual. O que mudou? Como seu corpo foi afetado pela prática? Esse momento no qual o sujeito se apropria das afetações vividas pelo corpo é muito importante. Por meio da percepção de si, ele pode se comprometer. Sempre há alterações significativas na percepção própria e na imagem da pessoa. Tanto terapeuta como paciente vão reconhecer que a prática aciona o vivo, o pulso, instalando um território de possibilidades formativas. A própria pessoa tem a percepção de si, sem esforço: capta seu volume, equilíbrio, peso. O terapeuta ajuda o sujeito no reconhecimento de si. Ele pode narrar o que vê, o que viu, ao mesmo tempo e sempre, aguardando o tempo de percepção, validando as percepções, acompanhando as dúvidas que aparecem. O acontecimento vai sendo cartografado por meio de projeções, introjeções, palavras, silêncios, ações e não ações. Essa possibilidade de contornar o "tudo ao mesmo tempo" colabora para que o excessivo possa ser assimilado, proposta da terapia formativa. Os acontecimentos vividos ocorrem sem que possamos escolher a quantidade e a qualidade de coisas agrupadas. Durante as *experimenta-ações* propostas, o sujeito-agente pode exercitar-se para lidar com esse "tudo ao mesmo tempo" cartografando as próprias experiências.

Caminhando

Proponho uma experimentação feita de várias ações do sujeito em pé e se deslocando em marcha ora lenta, ora mais acelerada, na esteira. Parto do sabido e esperado no setor do equilíbrio corporal diante do movimento, da aplicação de forças e da resposta real, mesmo que contrariando a ideal. Apresento as experiências enumerando-as a fim de agrupar um conjunto delas com pontos em comum, mas, no tempo real, elas serão diluídas, aguardando a assimilação de cada pessoa singular.

Experiência 1 – Esteira ligada em velocidade baixa, aproximadamente 4 km/hora. A pessoa apenas caminha e, novamente, percebe como faz o que faz. O terapeuta acompanha os ajustes e adaptações das partes do corpo em relação à ação dos pés e à ação dos pés propriamente. Esse jogo de forças entre os pés, o chão, a gravidade e as relações estabelecidas com as partes do corpo é definitivo para amadurecer o homem em pé.

Inicie a caminhada e fique atento ao seu modo de andar. Não mude seu modo de fazer; perceba-se.

O terapeuta espera um pouco pela experimentação da pessoa e segue com perguntas.

Como você pisa o chão? Sente mais a parte anterior ou posterior dos pés no contato com o solo? Mais a parte de dentro ou de fora dos pés? Você arrasta ou levanta os pés ao caminhar? Seus pés apontam para a frente, para dentro ou para fora enquanto dá o passo?

Apresento perguntas que, na terapia real, serão propostas em várias sessões. Todas essas experiências serão repetidas várias vezes, de acordo com a possibilidade de assimilação do sujeito em atendimento, acompanhando e, ao mesmo tempo, colocando os processos em andamento.

Você percebe se um pé e perna têm mais força de um lado?

Olhando e questionando, o terapeuta promove o conhecimento, pela própria pessoa, das relações do corpo e suas partes e as consequentes variações de um caminhar próprio.

Você anda com a bacia “sentada”? Qual é a tendência da sua bacia no espaço? Você percebe sua cabeça e a relação com os braços?

Meu olhar, associado ao meu conhecimento, fornece pistas sobre que perguntas fazer. Entendo e espero algumas ações musculares sobre os tornozelos e os pés durante a marcha – portanto, aguardo uma resposta que nem sempre aparece. Pergunto partindo do esperado, mas, no primeiro momento, aceito a resposta real. Se observo uma resposta contrária ao esperado, do ponto de vista biomecânico, reformulo as perguntas. Assim, a própria pessoa pode manter presença e reconhecer seu ponto de partida. Posso permanecer na tarefa de reconhecer os modos de caminhar da pessoa ou desviar para narrativas que estabeleçam um diálogo com outra trama de tecidos dela, promovendo uma situação em que ela possa experimentar sensações e suas significações.

Experiência 2 – Quero estabelecer relações entre o corpo como unidade e o corpo e suas partes, entre ações voluntárias e ações involuntárias, o controlável e o incontrolável, o funcional e o disfuncional, entre o agente e o sujeito. As experiências estimulam a percepção dos ajustes que o corpo faz sem o comando intelectual e apresentando o sistema de autorregulagem que busca incessantemente devolver o corpo à ordem. Não é tão fácil experimentar o corpo, manter presença, compartilhar e cooperar com a experiência viva e real. Posso usar objetos externos para favorecer a instalação do lúdico, do leve, da continuidade e, além disso, oferecer dificuldades/facilidades para uma prática física, direcionando o exercício. Utilizo elásticos, tijolos de EVA, acelero e desacelero o passo, vou introduzindo objetos e ações, instalando campos de aprendizagem:

Caminhe e perceba como caminha. O que percebe?

O terapeuta aguarda até que o sujeito perceba a si mesmo na ação. Caso as pernas estejam muito fechadas ou muito abertas, ele pode despertar o sujeito para essa impressão:

Suas pernas estão mais abertas ou mais fechadas uma em relação à outra? Mantenha o movimento como percebe e leve a atenção para outras partes do seu corpo. O que lhe chama a atenção?

Segure essa bexiga entre as mãos. O que acontece com a abertura das suas pernas? Algo se altera sem que você comande? Agora, altere a abertura das pernas propositalmente; o que acontece com a bexiga e as mãos?

Você percebe sua bacia? Altere a abertura das suas pernas; o que acontece com a sua bacia?

O terapeuta passa um elástico pela frente da bacia e resiste ao deslocamento segurando a pessoa por trás:

O que acontece quando faço essa interferência?

São várias as interferências que se podem fazer com a presença do sujeito--agente em atendimento.

Experiência 3 – Oriento o paciente a aplicar forças dos pés contra o chão e aguardo os consequentes desequilíbrios geradores de organizações que estabeleceriam uma forma justa e econômica. Não é o que verifico geralmente. As respostas, muitas vezes, travam a engrenagem e instalam um território de ações que favorecem lesões musculoesqueléticas.

Novamente, o terapeuta parte do real e garante que a pessoa reconheça sua forma:

Inicie a caminhada e fique atento ao seu modo de andar. Não mude seu modo de fazer; perceba-o.

Aperte mais os pés no passo posterior; o que acontece?

Você consegue perceber que cada ação voluntária dispara outras involuntárias?

Faça pressão maior com o pé e perna que você sentiu mais fracos; o que acontece?

Vamos graduar a pressão do primeiro e do segundo metatarsos no chão, no passo posterior; vá aos poucos empurrando mais o chão, a fim de produzir corpos e posturas diferentes. Você percebe que a pressão dos pés altera sua forma corporal como um todo?

Você nota a alteração da velocidade do passo ao pressionar mais os pés contra o chão? Percebe a interferência no alinhamento dos seus pés quando varia a força deles contra o chão?

Terapeuta e paciente tentam encontrar juntos os pés, sua força, as variações de pressão, a relação com o chão. A força dos pés na relação com o chão e o consequente ajuste da parede corporal que gera e limita um ambiente garantem continente e conteúdo corporal, deixando fora o que está fora e dentro o que está dentro. Esses limites justos das paredes corporais, que serão conquistados e não herdados, estão em relação direta com as conquistas de força e presença dos e nos pés contra o chão. A parede corporal, composta pelo tecido muscular, contrátil e elástico; o tecido muscular, envolvido pelo tecido fascial, verdadeiro esqueleto fibroso que liga pontos de cima a baixo, de um lado a outro, de trás para a frente; as conexões neuromotoras com seus receptores distribuídos pelo corpo... Enfim, o corpo com suas partes, confeccionado sem costuras, se desdobra.

Experiência 4 – Quando observo respostas reais muito distantes das esperadas, desacelero ainda mais os passos e as perguntas. Lentamente, deixo a pessoa se apropriar das minhas perguntas e de suas respostas. Desvio o olhar para os cinco sentidos e enfatizo a presença dos pés, gerando mais relação com o chão, mais experimentação. Em pé, resta-nos o ponto de contato com o chão por meio da presença dos pés; o restante do corpo, que é também a maior área, fica solto no espaço, tendo suas paredes musculares, mais ou menos firmes, como definição e, internamente, os ossos como suporte. A presença dos pés estruturados pode gerar confiança, estabilidade, possibilidades; ao contrário, pés desestruturados provocam desconfiança, instabilidade e falta de escolha.

O caminhar simples, ação habitual, porém mais próximo de si, pode gerar um ambiente de descobertas, compartilhamento e amadurecimento.

Caminhe e perceba como caminha. Sinta as plantas dos pés no chão. Passe toda essa superfície dos pés pela superfície do chão. Experimente essa ação e as relações de partes do corpo com ela.

Essas são experiências que despertam o sujeito, orientando o agente-sujeito para a ação.

Simultaneidade

Simultaneidade: reflexividade, corporeidade, progressividade, instabilidade, complexidade, inevitabilidade – palavras que acompanham essa etapa. O deslocamento, para dentro e para fora, lento e rápido, as passagens, os entres que geram no sujeito experiências vivas, nas quais a destituição do olhar como principal fonte de informação leva o praticante a diálogos com a gravidade, com o espaço, com o tempo, consigo e com o outro.

O sujeito do acontecimento nunca pode captar tudo que acontece; pode, porém fazer mapeamentos ao perceber as relações e estabelecer conexões vivas, cartografando seu processo. Para perceber as relações que se estabelecem durante o acontecimento e fazer novas conexões, ampliando a rede de captações, o sujeito-agente e o professor/terapeuta devem se manter sensíveis e curiosos. Essas conexões vivas acontecem por meio do ritmo pessoal de pulsar, ou seja, em tempo real, sendo vibráteis.

Para Keleman (1996, p. 32),

> A nossa individualidade é o nosso ritmo de pulsar. Nossa relação com a gravidade, nosso diálogo de recuo e avanço conosco e com os outros, nossos padrões de respiração, de ação, nossos sonhos e amores, as qualidades dos nossos tecidos e órgãos são afirmações da nossa individualidade pulsátil. Elas determinam os modos como nos percebemos e percebemos nosso mundo, como criamos nossos valores, nossas necessidades e escolhas.

Dessa forma, com base na capacidade própria de estar sensível aos ambientes, o sujeito segue, a cada momento, com maior/menor compreensão do todo possível, ao mesmo tempo que mantém a certeza de que sempre perde parte do acontecimento. Saber que não podemos captar tudo que está acontecendo inclui o "não saber", recebe o estranho, permite a curiosidade.

Nessa fase, pretendo instalar um campo de percepções com várias orientações e sentidos, provocando e favorecendo a captação das relações vivas entre o sujeito, seu corpo e suas partes, o exercício, o espaço, o tempo e meu acompanhamento. O acontecimento em si, tudo ao mesmo tempo, sabendo que somos capazes de perceber apenas partes desse acontecimento. Assim, conhecer o próprio limite, o ambiente e a presença já nos ajuda a conectar-nos e a buscar, no tempo, a própria potência.

Captar um maior número de recortes e conectar essas partes torna-nos capazes de entender melhor os acontecimentos e, diante do inevitável, o não saber, o estranho pode gerar curiosidade, contrariamente ao susto e ao medo. Durante os acontecimentos, a capacidade do sujeito-agente de assimilar da própria experiência o que for possível e da melhor forma produz novas formas, que ajudam a definir competências e instalar mais corpo.

O corpo sensível que pode permanecer presente nos acontecimentos vai se preenchendo de si e garantindo o limite do agente em si; ao mesmo tempo, liberta o sujeito em si, que pode se formar e disformar quantas vezes forem necessárias diante dos acontecimentos vivos. O agente em si vai definindo, limitando e sustentando o gesto e o movimento, ao passo que o sujeito em si vai se exercendo, se refinando e se confirmando nas ações pessoalizadas.

Nessa etapa, não uso um verbo para definir ou como definição; emprego um substantivo que dimensiona e define o ambiente, o acontecimento, no qual a pessoa transita com seu espaço e seu ambiente, seu corpo. Espaço dentro de outro espaço, buscando um lugar para estar e circular. O simultâneo acontece, e os recortes retirados desse acontecimento delimitam e acomodam as outras etapas de como eu trabalho: operar a forma, problematizar e reconhecer, uma fase dentro da outra; cada fase emerge com mais força em momentos diferentes – e tento garantir que todas façam parte do processo. O atendido é o sujeito que protagoniza a cena, indicando a etapa que faz mais sentido no momento presente da relação, no contrato e nas necessidades iniciais, bem como nas mudanças de vínculo ao longo do processo.

Reconhecer, problematizar, operar a forma, simultaneidade e a resultante do processo todo estabelecem o diálogo necessário e contornam a experiência, dando sentido e valor à transformação, comprometendo o sujeito com o seu processo. Sem essas premissas, a pessoa fica refém da parte em si que não pode se manifestar, que não teve "voz" nem "lugar", além de correr o risco de seguir "esvaziada de si", sem o volume interno que sustenta as posições na vida.

Baseada nessas reflexões, entendo que o bom exercício deva garantir, em algum momento, a integração das várias partes que compõem a pessoa; o objetivo é desenvolver a área com maior dificuldade, mas sem esquecer a simultaneidade do vivido: sentir, pensar e fazer no mesmo ato. A escolha de focar o mais fácil, o mais frágil, o mais desafiador será regida pelo processo. Respeitam-se assim a complexidade e a singularidade da pessoa, que não somente segue ordens, mas participa e compromete-se sem se deixar seduzir pelo relaxamento ou pela forma ideal. Assim, o exercício vira experiência, e a experiência humana tem alto poder de reflexividade.

Uma mesma sequência de movimentos seguida de interferências no espaço, no tempo, no contato, na conexão singulariza o acontecimento. O sujeito, com minha ajuda, além de se exercitar fisicamente, simboliza e dá significados ao vivido, preenchendo-se de si. Dessa maneira, pode gerar mais vida, aprender a se manejar, exercer sua singularidade, diferenciar-se e reconhecer o outro. O outro eu e o outro você, alteridade.

À medida que o sujeito reconhece sua singularidade na relação com a singularidade alheia, reconhece as várias formas em si e no outro. Nesse momento, já antevemos a problematização das formas de sucesso, individualistas, desatualizadas. Se e quando o próprio sujeito se questiona, antevemos a necessidade de operar e "co-operar" uma nova forma geradora de aprendizado para aquele corpo, para aquela pessoa, para aquele grupo...

Pensar em movimentos e sequências de ações me remete à dança, experiência que me colocou diante de outra grande mestra, Marize Piva, bailarina, coreógrafa e professora de dança contemporânea e de dança do ventre. Em suas aulas, entendi e senti minha potência e impotência, estabeleci relações, desenvolvi mapas neurais, fiz as pazes com minhas formas. Como citei nos capítulos anteriores, o professor é um caminho. Acredito e agradeço: sempre estive bem acompanhada.

Essa fase é difícil porque a prática do simultâneo desconfigura o foco e o resultado baseado no fragmento, deixando professores e alunos ansiosos, apresentando a surpresa, que pode ser boa ou ruim; retira o equilíbrio e a harmonia, gerando certo sofrimento, certo caos, pedindo atenção e presença. Desorganiza o controle, impedindo o jogo de poder, que passa da “mão” do terapeuta para a “mão” do paciente de modo constante, configurando o jogo de forças.

Viver o estranhamento em si quase sempre é difícil, mas possibilita estabelecer relações e conexões novas no mesmo ato, gerando uma confiança concreta que promove mais vitalidade. Não é tudo bom nem tudo ruim, é a vida acontecendo, complexa, cabendo em si e ocupando os ambientes externos com o sujeito do acontecimento respondendo da melhor forma possível. O sujeito que cartografa os acontecimentos pode conquistar novas possibilidades de resposta, aproximando-se da “melhor resposta” para a vida em si e para os grupos dos quais faz parte.

Como se captar?

Descrevo atividades e um tema/intenção/orientação que acompanham determinada experiência corporal concreta. A esse modo de aplicar uma sequência de ações corporais físicas somado a um tema chamei de *sequência intencional*. As atividades são apresentadas em forma de sequências que uso de modos variados e em pessoas singulares. Do ponto de vista físico, tais sequências pretendem encaminhar-se garantindo a passagem de tensão de um encadeamento muscular para o outro. Sua criação baseia-se em um bastidor teórico, em minha criatividade, numa intenção de fundo e na capacidade do agente-sujeito de praticar as ações. Outras práticas apresentadas são atividades que ajusto, regulo e adapto, seguindo as orientações contidas no processo do sujeito e agente em atendimento – ou, ainda, acompanhando um grupo de pessoas.

Ocupar o espaço e caber nele

Apresento uma sequência para agitar e promover esse “tudo ao mesmo tempo”. Ela é feita primeiro em um espaço pequeno e depois repetida em um espaço grande. A ordem é: “ocupe e caiba no espaço”. Tal consigna reflete minha intenção de exercitar o sujeito-agente-sujeito, provocando experiências para além da prática física. O espaço é delimitado por placas de EVA, quadrados de 1 m^2 que se encaixam. Uso quatro quadrados e, em seguida, dobro essa quantidade, ou vice-versa.

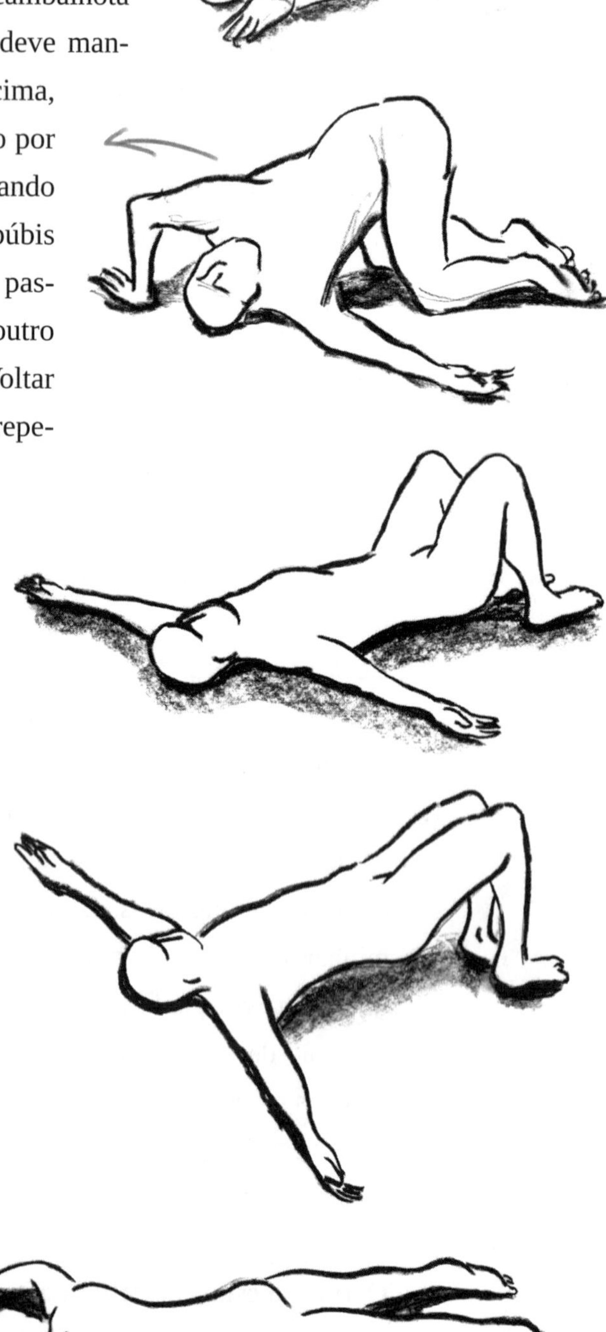

Atividade: a sequência consiste em uma meia cambalhota na qual, ao cair de barriga para cima, a pessoa deve manter as plantas dos pés apoiadas e o bumbum para cima, na postura de ponte. Em seguida, passar um braço por baixo do quadril e o outro por cima da cabeça, virando de bruços. Depois, passar uma das mãos sob o púbis e manter uma posição lateral na qual a mão que passou sob o púbis segura o pé da perna contrária; o outro braço se mantém na diagonal do peito para trás. Voltar dessa posição passando a outra mão sob o púbis e repetir a posição na outra lateral do corpo. Voltar de bruços e apoiar as mãos ao lado do peito, empurrando-se para sentar nos calcanhares. Repetir a sequência várias vezes.

Aplicação: não digo nada a respeito da variação do espaço. Mostro o exercício e dou o tempo e a repetição necessários à aprendizagem. Nesse momento, já posso compartilhar e alterar a direção do inicialmente proposto, fato comum na prática do real. Aqui, porém, vamos seguir a ideia inicial: o papel facilita o controle da situação. O exercício descrito será aplicado de acordo com as condições de cada aluno. Quero deixar claro que não é para todos. Depois que o sujeito já conhece muito bem o movimento, está seguro, introduzo a notícia do novo, a surpresa, ou melhor, parte da surpresa. Ofereço um espaço-limite e o comando de que deve ocupá-lo e caber nele. Deve, também, manter a sequência combinada e feita várias vezes anteriormente.

Acontecimento: o exercício físico mobiliza as cadeias musculares e articulares relacionais – expandindo e recolhendo as partes do corpo pelo chão, perdendo a referência das frentes, acionando comandos que exigem variações de tônus, estabelecendo um jogo de forças entre partes do corpo, retirando a soberania da visão sobre os outros sentidos. Aqui, ocorrem variações, conflitos e instabilidades suficientes para muitas orientações. Essa sequência de movimentos físicos e a introdução da relação espacial, o inesperado, disparam a subjetividade e despertam o sujeito, trazendo para o acontecimento as dificuldades da pessoa de ocupar os espaços, caber neles e se deslocar por eles, de maneira física e emocional. A surpresa diante do inesperado desperta as emoções, e o sujeito marca o exercício. Talvez ele aja com um comportamento padrão, ou talvez seja invadido por uma emoção: erra tudo, se irrita, paralisa, se arrepia, se alegra, se entristece, se e me estranha. A "encrenca" é ora o espaço menor, ora o espaço maior. É uma surpresa para mim também, que acompanho com cuidado e paciência a pessoa e sua experimentação, ora agradável, ora desagradável. Trata-se de um grande acontecimento que não controlo. No Capítulo 5, relato dois atendimentos que partem dessa estratégia (Nilo e Paulo).

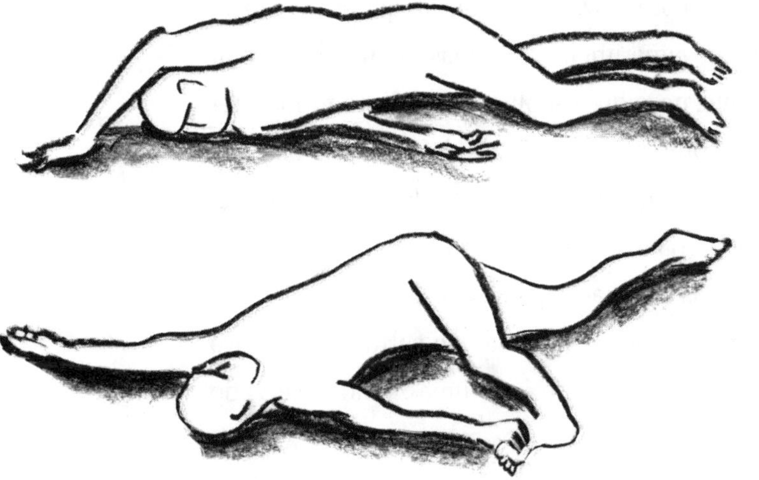

Comunicação entre diferentes

Essa proposta grupal foi desenvolvida em um grupo composto por seis mulheres. Pensei em uma ação simples, como rolar pelo chão de um lado para o outro. A ordem é "role do seu modo e dentro do seu espaço", consigna que acompanha minha intenção de exercitar o sujeito-agente-sujeito, provocando experiências para além da prática física. O espaço é limitado por duas placas quadradas de EVA de 1 m^2 cada que se encaixam. Os corpos se posicionam na transversal das placas.

Atividade: peço aos membros do grupo que rolem a seu modo e dentro do seu espaço. Deixo que executem a tarefa e acompanho. Em seguida, peço que busquem formas variadas de realizar essa ação. Devem fazer a experiência sem olhar o colega, mantendo a conexão consigo. Um movimento simples que as encaminha para o complexo. Sigo acompanhando o que emerge.

Aplicação: peço que rolem e experimentem como fazem isso. Deixo que se percebam rolando por um tempo. Depois, solicito que experimentem formas diferentes de rolar e aguardo. Depois de experimentar bastante, peço que escolham uma única forma e repitam-na algumas vezes. Então, pergunto como rolam, para que definam a si mesmas. Aguardo enquanto rolam e definem seus movimentos, seu modo de rolar escolhido. Escolho uma participante e peço que narre sua experiência de rolar ao rolar. Escolho outra participante e peço que role segundo as orientações da colega.

As outras somente acompanham em silêncio e a aluna que narra, no primeiro momento, não vê a agente. Finalizamos com o rolar de cada uma sendo observado pelas outras.

Acontecimento: enquanto as pessoas vão rolando, observo as diferenças: nas partes do corpo que iniciam o gesto, no tempo, na variação de tônus, no espaço, nos modos.

Ao pedir que escolham um modo de rolar e o definam, noto que, ainda assim, as escolhas partem de motivos únicos. Parece que uma escolheu a forma mais esticada, outra fica com o modo mais solto e pesado, outra faz uma performance. Observo e afirmo, para mim, que cada um rola de um jeito e que a palavra rolar não define a experiência de rolar, só direciona. Reconheço e reconfirmo que ninguém é igual. Nesse momento, junto com o grupo, emerge o exercício em si. Eu tinha a intenção de confirmar as diferenças e a singularidade de cada sujeito e seu modo de entender uma informação e agir com base nela, mas não tinha uma sequência de ações prontas. Estava correndo o risco de parar por ali, mas com condições de seguir adiante de alguma forma. Se o grupo, do qual faço parte, não determinasse uma direção, eu seguiria com minhas referências. Mas então aparece uma continuidade e estabeleço conexões, dirigindo o grupo para o percebido.

Escolho uma aluna que faz o movimento e, ao mesmo tempo, narra como faz o que faz. Enquanto isso, outra aluna tenta reproduzir o que escuta. O restante do grupo observa e se surpreende ao constatar que a orientação dada pela colega não determina o movimento feito pela outra pessoa; a unidade corporal rola de modo semelhante, mas as partes do corpo vão determinando a diferença no modo de rolar. Deixo que a "narradora" pare e observe a "fazedora", pois assim pode ver o que falta dizer. A "fazedora" faz o que ouviu, mas não o que foi feito pela narradora. Então, esta faz intervenções por meio de palavras, detalhando cada gesto, auxiliando a "fazedora" até que ela consiga fazer o rolar de modo mais similar ao rolar praticado antes pela "narradora".

Em seguida, uma a uma, todas rolam à sua maneira enquanto as outras observam. Assim, todas constatam diferenças no rolar e quanto a palavra, no caso o verbo "rolar", não define a experiência. A palavra que emerge na experiência significa e dá sentido ao experimentador.

Compartilhamos então a experiência e chegamos a várias constatações. As participantes:

- Surpreendem-se com a comunicação e seus meandros até o outro da relação.
- Descobrem que há várias respostas possíveis, validando os aspectos singulares do sujeito e do agente em si e as diferenças nos modos de sentir, pensar e fazer.
- Reconhecem os limites do corpo físico: poder fazer, poder entender e poder sentir, definindo e diferenciando cada agente como integrante da ação.
- Confirmam as diferenças e reconhecem a relação, o acontecimento e o vivido na experiência do momento. Palavras e seu volume: não palavra bidimensional, como o papel, mas tridimensional, como o corpo.

O grupo traduz o impacto da atividade em si e define a aula. Sou acompanhante, aprendiz e regente.

Variação de tônus na mesma atividade

Vejamos a seguir a prática do reconhecimento do tônus e de suas muitas e simultâneas variações: na fala, na massagem, no exercício. Apresento uma sequência que montei e pode ser praticada em grupo ou individualmente. Em seguida, proponho alterações que acompanham a minha intenção de exercitar o sujeito-agente-sujeito, provocando experiências para além da prática física.

Parece mais significativo usar um espaço que se prolonga à frente, como uma estrada. Costumo juntar quatro a cinco placas de EVA, formando um caminho.

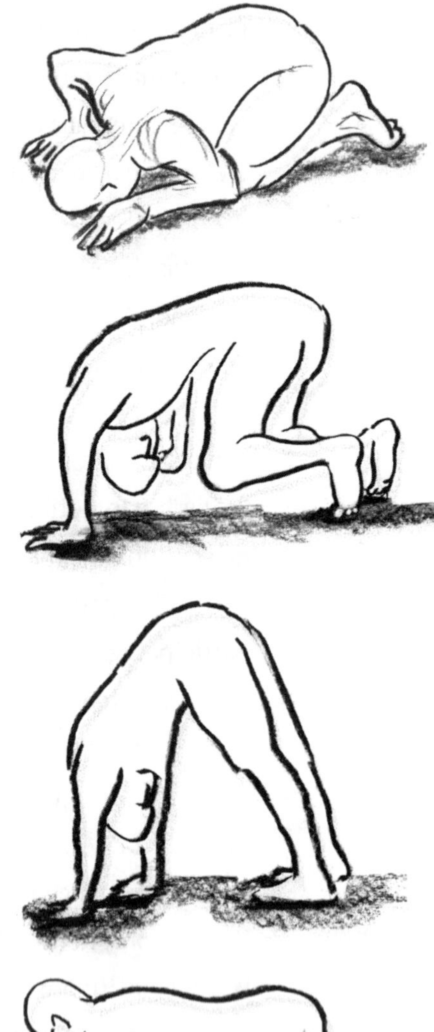

Atividade: a sequência consiste em sentar sobre os calcanhares com o dorso dos pés no chão e, ao mesmo tempo, apoiar a cabeça no solo. Partir dessa posição e rolar a cabeça no chão, apoiando o peso no topo da cabeça, retirando-o dos calcanhares e elevando o quadril, ainda com a cabeça no chão e as mãos apoiadas ao lado da cabeça. Alterar a posição dos dedos dos pés: antes a pessoa apoiava o dorso dos dedos e agora vai apoiar a planta dos dedos, de tal forma que facilite esticar as pernas ao mesmo tempo que retira a cabeça do chão, alcançando uma postura na qual o quadril fica elevado – desenhando um V de ponta-cabeça no espaço. Em seguida, descer o corpo e parar em posição de gato/quatro apoios sem encostar os joelhos no chão. Dessa posição, apoiar os joelhos e passar uma das pernas à frente do outro joelho, cruzada. Descer o tronco e esticar para trás a perna que ficou atrás, aproximando-se do chão. O tronco e os braços, à frente, acomodam-se baixando para o chão. Dessa posição, dobrar a perna de trás, tentando aproximar esse pé da bacia, e segurar o pé com a mão contrária. Repetir com a outra perna. Voltar para a posição inicial, sentando sobre os calcanhares com a cabeça no chão.

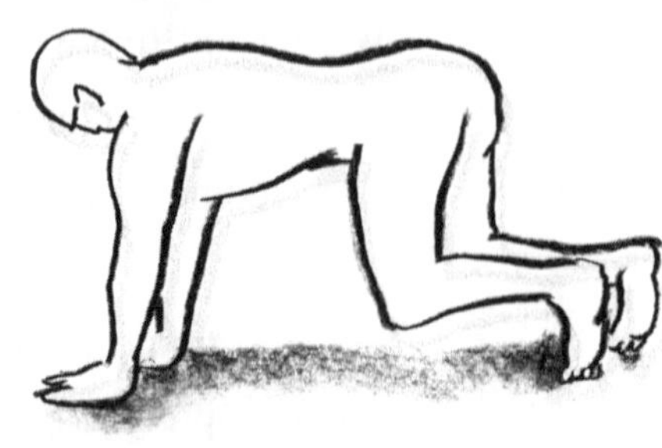

Aplicação: realizo os movimentos duas vezes e a pessoa observa. Então, ela inicia com base no que entendeu e eu observo. Durante uma experiência real, posso tomar várias direções, mas aqui vou falar sobre a proposta de variação de tônus, definindo uma ordem. Ajudo a garantir a compreensão e a memorização da sequência. Enquanto a pessoa faz a sequência, antes que eu interfira para ajustar os movimentos, observo quanto tempo ela leva para praticar os gestos.

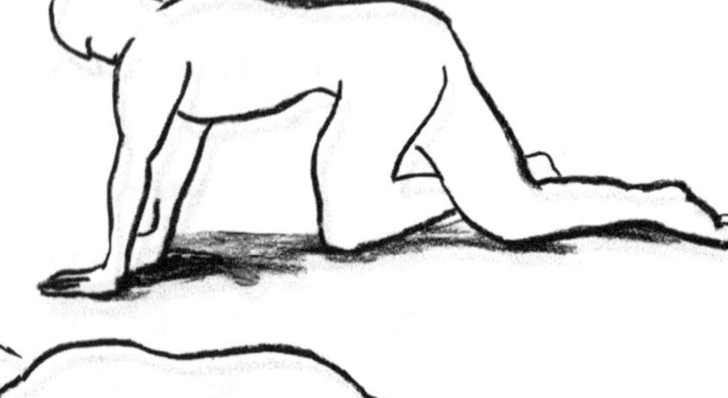

Acontecimento: observo os gestos e expressões da pessoa diante do exercício. Quando mostro a execução, é comum algumas pessoas expressarem seu receio de não conseguir fazer ou lembrar; outros acham que será fácil e, ao fazer, se surpreendem com a dificuldade. Reconhecemos as limitações das articulações, adaptamos os gestos aos limites do corpo real, e peço algumas repetições para gravar os movimentos. Capto o tempo, o espaço, o modo, o deslocamento que a pessoa usa para fazer o que faz. Atento para as passagens das posturas e para as posturas. Com base nesse acompanhamento, interfiro, pedindo novas formas de fazer a mesma sequência:

- Inicie seu movimento e não pare em posição nenhuma, apenas passe por ela.
- Mantenha, todo o tempo, uma ação lenta e contínua.
- Faça os movimentos de forma rápida nas passagens e estacione um tempo nas posturas.

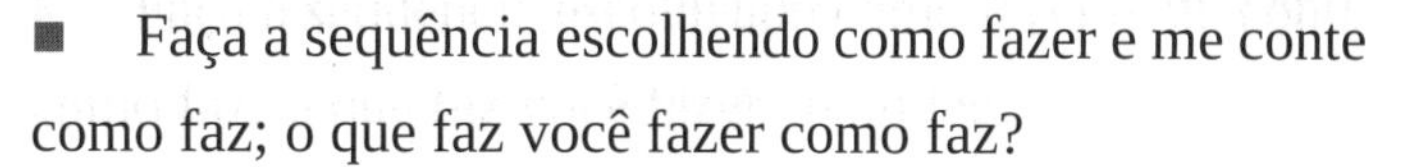

- Faça a sequência escolhendo como fazer e me conte como faz; o que faz você fazer como faz?

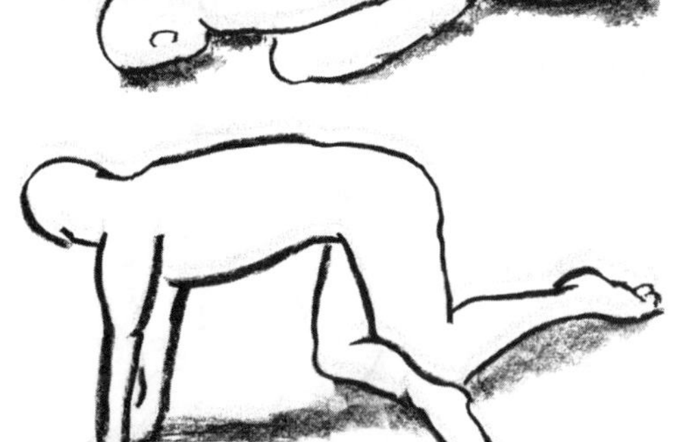

Cada alteração no COMO se faz necessita de mudanças na contração muscular, gerando afetos, percepções, pensamentos. Vamos tentando reconhecer essas diferenças, formas e funções. Percebemos que existem várias formas de fazer o aparentemente igual e, ao mesmo tempo, introjetamos/projetamos a noção de singularidade. Aponto para a possibilidade de exercitar-se mais frequentemente diante dessas combinações, evitando que a pessoa se supere ou desista apenas diante do exercício, gerando o espaço entre as polaridades relaxar ou se esforçar.

Vamos problematizando que tipo de contração cumpre qual função, que contração pode ser sustentada mais/menos tempo, que contração gera prazer/desprazer.

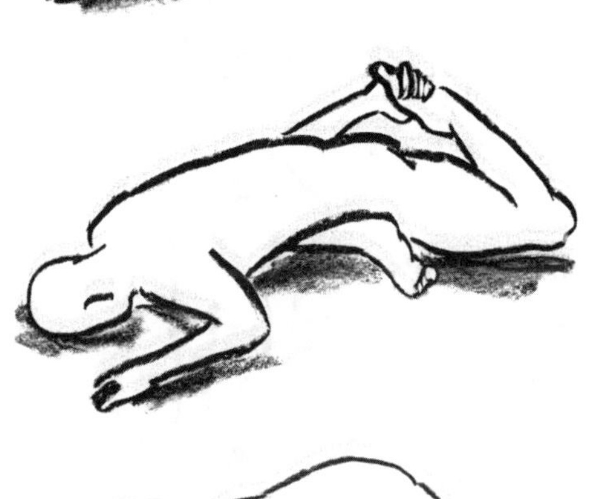

Podemos praticar essa sequência muitas sessões antes de esgotar a experimentação, desdobrando o corpo em sentimento, pensamento e ação. O ambiente gerado entre cuidador e cuidado indica o esgotamento da ação pronta. Os exercícios são acompanhados de silêncio, desafios, curiosidade, expressões, emoções, palavras, e empurram terapeuta e paciente para novas experiências. Estas são geradas no desdobramento da experiência atual e, nesse caso, o uso da palavra "esgotamento" não propõe um fim, mas estabelece um pulso.

Caminhada

Sequência em pé. Delimito o espaço usando placas de EVA. No atendimento individual, posso usar oito placas encaixadas em pares, formando um caminho. A atividade pode ser realizada diretamente no chão, mas prefiro definir o território para dar outros sentidos à prática. O território delimitado favorece a percepção de dentro/fora, conteúdo e continente, meu espaço/seu espaço/nosso espaço. Vale sempre lembrar que o exercício físico é, também, um território de experimentação. A terapia pretende instalar um campo grande de possibilidades para a experiência, os acontecimentos, os recortes e as conexões. Em grupos, o uso das placas exige uma sala bem grande; assim, muitas vezes desenvolvo a prática em pé sem marcar o território com as placas – nesse caso, os corpos são ambientes que limitam espaços de ocupação de outros corpos/ambientes.

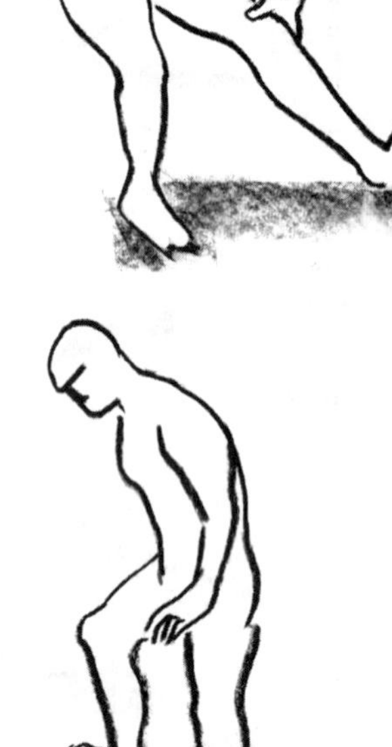

Atividade: em pé, estabelecer uma frente e iniciar dando passos à frente, lentamente. Experimentar uma caminhada lenta e se perceber saindo do habitual, do mecânico.

Alterar esse caminhar e seguir com um passo, parar e girar o corpo para trás no sentido inverso ao pé que avançou. O corpo permanece torcido para trás e apoiando o peso sobre o, agora, pé de trás. O sujeito está virado para trás, com peso no pé de trás; o pé à frente do corpo deve apoiar só o calcanhar e levantar a ponta do chão. Essa perna permanece estendida; a de trás, dobrada com a ponta do pé virada para a lateral.

Girar o corpo de volta para a frente inicial e, sem mudar o passo, deixar o peso no pé de trás – portanto, o pé que sustenta o peso do corpo é contrário ao movimento anterior –, e levantar a perna da frente em direção ao tronco, permanecendo equilibrado em um pé.

Devolver o pé da frente para o contato com o chão. Ainda sem mudar o passo, apoiar o peso do corpo nesse pé; o pé de trás empurra o corpo para a frente e é retirado do chão. A perna de trás permanece estendida com o pé próximo do chão, mas sem contato com o solo. A perna da frente fica levemente dobrada e com o peso sobre ela.

Novamente, deslocar o peso do corpo para o outro pé, abaixando na direção do pé da frente ao mesmo tempo que desloca o quadril para trás, aumentando o peso no pé de trás do corpo. A perna da frente fica estendida com a ponta do pé fora do chão e apoio só no calcanhar; as mãos, próximas do pé. A outra perna de trás permanece dobrada com o peso do corpo sobre ela. Erguer o tronco e iniciar outro passo prosseguindo com a sequência.

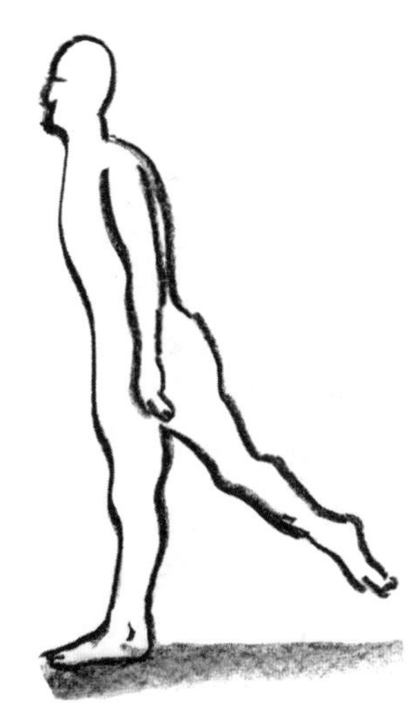

Aplicação: dependendo do estágio da pessoa atendida, das dores iniciais, das limitações corporais, das dificuldades para o "co-operar", do contrato inicial e da resistência ao estranho em si, essa sequência pode ser experimentada de várias maneiras. Para organizar uma forma de ensinar outros colegas profissionais, dei nomes/temas à sequência de acordo com a intenção de interferência:

1. Pés como base de sustentação e relação com o chão.
2. Eu com meu passado, eu com meu presente, eu com o futuro distante, eu com o caminhar.
3. Caminhada da Nutridora – com cesto.
4. Caminhada do Guerreiro – com bastão.
5. Caminhada do Sábio – com elástico.

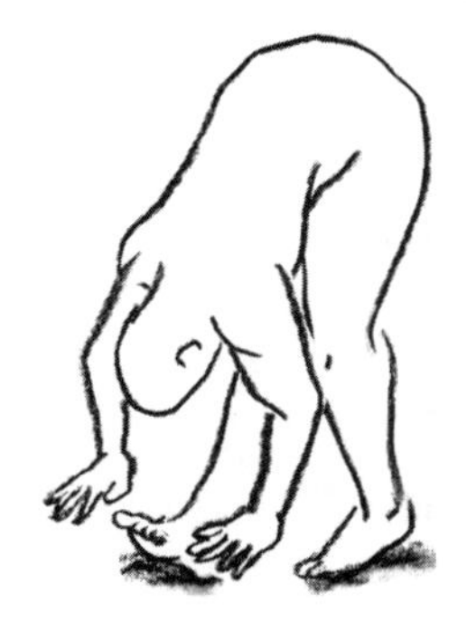

Pés como base de sustentação e relação com o chão

Aplicação: o movimento consiste em iniciar um passo e, antes de prosseguir e sair do lugar, a pessoa deve:

1. Alterar a direção do corpo no espaço: ora para trás e torcido, ora para si mesmo e no eixo, ora para a frente e para o alto, ora para a frente e para baixo.
2. Alterar o peso do corpo sobre os pés: ora no pé direito, ora no pé esquerdo, e assim por diante.
3. Garantir cinco momentos: passo com um dos pés, torção, eixo, frente alta e frente baixa.

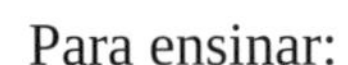

Para ensinar:

1. Posso mostrar o movimento e pedir que a pessoa faça.
2. Posso mostrar, fazer junto e pedir que faça com minha narrativa.
3. Posso mostrar, fazer junto, a pessoa faz com minha narrativa, a pessoa faz só.

Esse modo de fazer COM já pode ter uma direção intencional, um tema de bastidor que orienta o paciente para determinada experimentação. Insisto na distribuição de peso entre os pés, na posição dos pés alinhados lado a lado e abertos na largura da bacia da própria pessoa.

Insisto na boa posição dos pés, que devem permanecer paralelos com pressão nos dois primeiros metatarsos e apoio dos bordos laterais dos calcanhares, quando em contato com o chão. Somente na posição torcida do corpo o pé de apoio não fica paralelo ao outro, mas deve manter apoio do primeiro e do segundo metatarsos e bordo externo do calcanhar do pé de sustentação.

Esse modo de aplicar força dos pés contra o chão ajuda a instalar um jogo de forças que modela o corpo todo, preservando espaço para os órgãos internos e, ao mesmo tempo, definindo fronteiras. Permite exercer uma força sobre si, formando e deformando o corpo com a garantia de agregação e conexão, apesar da variação de formas apresentadas no exercício. Enquanto o agente localiza os pés, desenvolve mapas neurais, configurando melhor essa região; já o sujeito se instala melhor ao se exercer na ação.

Acontecimento: toda a sequência pede atenção constante nos pés a fim de detectar a alternância na distribuição de peso do corpo e a troca de direção corporal, favorecendo a memorização e aplicação da sequência. Insisto nesse saber antes de passar para outra aplicação.

É comum a presença de pés desestruturados e, portanto, desequilibrados em excesso, levando o conjunto do corpo a situações bastante instáveis: joelhos para dentro; pés desabados para dentro; caixas craniana, torácica e pélvica desorganizadas uma em relação à outra. As dificuldades surpreendem e disparam a excitação, revelando o sujeito e seus afetos.

Nesse modo de fazer a sequência, o agente-sujeito deve se ocupar de sentir a transferência de peso, sem fazer movimentos grandes. Pode perceber o contato dos pés com o chão; o ritmo das alternâncias; a pressão que empurra, sustenta e agarra; as posições dos pés que deixam o corpo instável/estável; a presença e a qualidade da presença dos pés; a relação dos pés com outras partes do corpo.

Posso propor caminhar em diferentes solos: chão, placas, capacho. Com meias, descalço e com sapatos diferentes.

Depois, proponho reconhecer como faz o que faz. Problematizar a presença, sua forma e função na relação com o acontecimento. Operar a forma que confere melhor função para a situação no tempo real, para, então, deixar-se prosseguir no balanço e na alternância do fluxo no acontecimento. Saber o saber fazer.

Eu com o passado, o presente, o futuro distante, o caminhar

Aplicação: a princípio, a sequência é a mesma descrita na atividade anterior, mas aplicada de outro modo. Aqui, favoreço um campo de imagens, memórias e pensamentos, levando o fluxo de energia para a cabeça e suas ideias, para a camada neural. A pessoa faz os mesmos movimentos, mas agora tenta trazer para a ação gestos que demonstrem relação com essas fases da vida: passado, presente, futuro e caminhar. Digo: faça os movimentos associando o corpo, a direção e uma fase da vida. Imagine você com o seu passado, você consigo mesmo, você e seu futuro distante e você e o caminho por onde anda.

Saliento que a pessoa já conhece bem os movimentos e a sequência por meio de várias repetições e organizações.

Acontecimento: ao se torcer e virar para trás, o corpo pode se relacionar com uma figura que olha e reverencia o passado.

Parado e de frente para um caminho, talvez leve um tempo para reconhecer que o ponto de partida é o si mesmo.

Com o corpo avançado para a frente e para o alto, é possível vislumbrar o horizonte, futurando um lugar para ir, um lugar de chegada e conquistas.

Com a cabeça para baixo e avistando bem o chão, a pessoa pode se conectar com as fragilidades dos próprios pés no chão, imaginando um chão ora liso, ora esburacado, ora sujo, ora limpo. Como os próprios pés se organizam nesses caminhos?

Nesse modo de fazer essa sequência, é comum que o sujeito interrompa o saber fazer em fases específicas, como se a memória falhasse naquele ponto do exercício. São momentos estranhos e curiosos, dependendo da pessoa atendida. Por vezes surgem grandes desequilíbrios, impedindo a continuidade da ação. Com frequência, visivelmente, o sujeito-agente acelera a ação, começa a falar sem parar, endurece as articulações na tentativa de se desafetar. A possibilidade de compartilhar e entender o acontecimento devolve o equilíbrio na mesma ação. Se o sujeito-agente puder, nesse momento, aparece a chance do diálogo em camadas, favorecendo a passagem para aquilo que aparece como resposta à experiência. Ouso dizer que acompanho um ajuste quase mágico na ação, fisicamente falando, se não fosse o desconforto que acompanha o sujeito no estranhamento de si.

Caminhada da Nutridora

Aplicação: novamente partimos da atividade que denominei Caminhada. Nesse modo de fazer, introduzo um objeto que vai acompanhar a ação, uma cesta. O agente-sujeito segura esse objeto e faz a sequência, já conhecida. A escolha da cesta tem algumas intenções: garantir um espaço mais arredondado na região anterior do corpo, definir melhor uma forma acolhedora, estabelecer mãos mais em concha, conectar mãos, braços, escápulas e tronco, desenvolver gestos mais lentos.

Acontecimento: o objeto exige novas conexões, dispara sensações e sentimentos, desorganiza o conhecido e, dessa forma, permite novos aprendizados. O estranhamento encaminha os acontecimentos, podendo levar terapeuta e paciente ao amadurecimento.

Caminhada do Guerreiro

Aplicação: continuamos com a Caminhada e, nesse modo de fazer, uso um bastão de madeira de 1 m. Os gestos dos braços acompanhados do bastão tornam-se mais complexos.

Junto com a torção do corpo para trás, os braços acompanham partindo do bastão em posição horizontal. O corpo está reto e apontado para a frente do deslocamento. Ao torcer o corpo para trás, cruza as mãos inclinando o bastão no sentido do giro do corpo e coloca uma ponta no chão, ao lado do pé da perna estendida. Em seguida, volta o corpo e o bastão, descruzando as mãos e mantendo o bastão em posição vertical e à frente do corpo, centralizado. Na posição seguinte das pernas, move o bastão como se remasse, avançando-o em "ataque" anterior. Nesse momento o bastão está inclinado transversalmente ao corpo e para a frente. Em seguida, será colocado, horizontalmente, quase no chão, à frente do pé da perna estendida à frente.

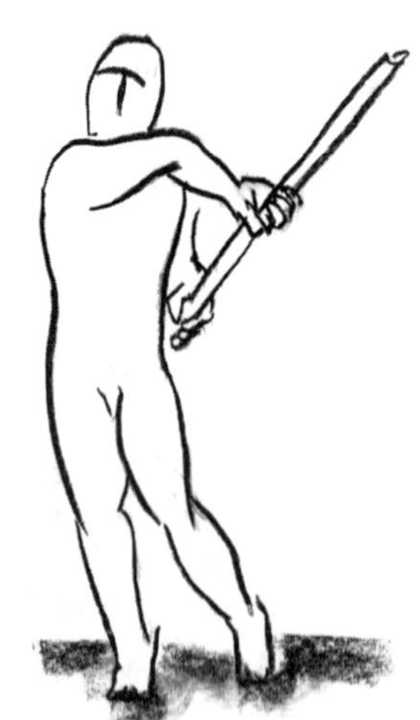

Acontecimento: a escolha do bastão implica ativar a força dos braços, maior alcance espacial, mais habilidade motora, assertividade na ação, novos mapas neurais.

As posições e ações associadas ao uso do bastão promovem sensações e sentimentos mais firmes. O sujeito-agente pode experimentar um corpo que ocupa e explora melhor os espaços.

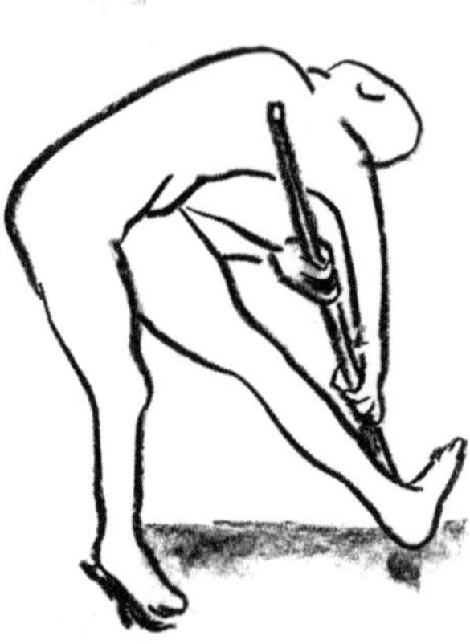

Caminhada do Sábio

Aplicação: usamos um elástico para acompanhar a sequência. O agente-sujeito deverá manter a tensão do elástico entre as mãos, sem esticá-lo ou afrouxá-lo demais, mas movendo-o e permitindo um jogo de forças entre as mãos e os braços que alteram, constantemente, a forma desse elástico – sem contudo perder a característica elástica do material. Os movimentos e a direção dos braços e mãos podem variar; o sujeito-agente escolhe como fazer.

Acontecimentos: a surpresa instala um campo de percepções que assustam mais ou menos, dependendo de cada pessoa e de sua prática de viver novas situações em determinados ambientes.

Manter um jogo de forças que deve ser ajustado e regulado o tempo todo exige atenção e presença constantes, levando o sujeito a encontros geradores de excitação e, muitas vezes, acarretando certo desconforto.

O modo de fazer do agente-sujeito nos encaminha para o sujeito em si. Sem dúvida, esses modos de fazer são acompanhados por tarefas específicas do corpo físico, mas também apresentam um sujeito específico para o ambiente.

Camadas que compõem

Proposta de atividade em grupo composto por mulheres, que ficam deitadas sobre placas individuais de EVA. Cada uma delas utiliza uma espuma densa em forma de "tatu".

Atividade: trata-se de um agregado de várias posições, pequenas ações, localizações, relações e compartilhamento. Cada pedido visa ao reconhecimento do corpo e de sua composição em camadas.

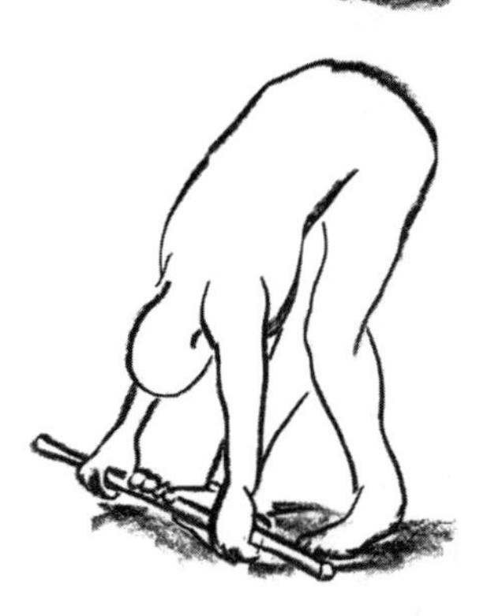

Aplicação: deitadas de barriga para cima, convido-as a perceber como estão, de que modo o corpo de cada uma se acomoda no chão. Peço que se deitem de lado e aguardo. Cada uma deita de um jeito. Observo e aguardo.

Em seguida, peço que se mantenham de lado, mas com as pernas bem estendidas na continuidade do tronco, em forma de "I". Compartilhamos aspectos da experiência.

Proponho o uso do "tatu" interferindo na respiração. Nesse momento, ao colocar um elemento novo entre o corpo e o chão, exercendo pressão, proponho a interação entre as camadas mais externas – chão e tatu – para as mais internas – respiração e afetos.

Acontecimentos: a ordem deitar de lado não normatiza a ação. Guardo essa observação para mim, mas já sou norteada a dar sequência à experimentação. Quando peço para deitarem em "I", proponho uma posição igual para todas, mas sei que as afetações não serão as mesmas. Ao realizarem a ação, percebo expressões de desconforto. Insisto na forma em "I", enfatizando a posição.

Em seguida, peço que voltem à posição que escolheram inicialmente para permanecer deitadas de lado. Compartilho minha impressão de que meu pedido de posição estendida trouxe expressões de descontentamento. O que houve?

Elas concordam com o desconforto e pergunto como escolheram a posição inicial. Uma diz que seu modo de deitar era mais confortável, outras duas referem equilíbrio na maneira escolhida, outra se sente melhor acomodada no chão.

Escolho uma delas e peço que mantenha sua posição confortável. As outras observam e, em seguida, reproduzem a postura. Pergunto como era estar naquela posição. As outras participantes negam o conforto; o osso da bacia incomoda nessa posição; sinto meu ombro apertado. Concordamos com a singularidade.

Peço para que se deitem de lado e coloquem o "tatu" sob as costelas inferiores, percebendo como aquele objeto entre o chão e as costelas as afeta. Faz pressão? Interfere na respiração? Vou relacionando as camadas que permeiam o acontecimento. Proponho que atentem para as várias relações entre as camadas presentes na atividade: o chão, o objeto e as costelas; o chão, o objeto, as costelas e o recipiente pulmão; o chão, o objeto, as costelas, os pulmões, o ar que entra e sai; o chão, o objeto, as costelas, os pulmões, o ar que entra e sai, os afetos; as imagens, as memórias....

Vou introduzindo camadas e aguardando a percepção delas. Sigo perguntando sobre a experiência; às vezes, elas compartilham suas percepções.

Aguardo e peço que, deitadas de lado com o "tatu" posicionado na região das costelas inferiores, iniciem uma respiração na relação com o objeto – inspirar expandindo o tórax na direção do "tatu" e expirar aliviando a pressão no objeto. Desse modo, estimulo a dinâmica do tórax durante a respiração. Elas repetem a ação várias vezes e retiram o objeto deitando de barriga para cima. Pergunto como estão, qual foi o impacto sofrido pelo corpo e se algo mudou. Elas confirmam diferenças entre os dois lados do corpo. Percebem alterações na largura, no apoio no chão, no comprimento, na respiração; são várias e diferentes percepções da metade do corpo trabalhada na relação com o chão, com a outra metade do corpo, com os espaços internos.

Repetem, então, todo o processo do outro lado. De novo, tomam tempo para se apropriar das mudanças ocorridas no corpo. Vão agindo e transformando ao mesmo tempo que podem diferenciar e conectar as camadas constituintes da forma em si.

5.
Momentos clínicos

Neste capítulo, escrevo sobre acontecimentos gerados em uma sessão na qual paciente e terapeuta dialogam e tentam juntos compreender melhor um conflito identificado entre camadas interdependentes e diferentes que compõem o sujeito. Nesses momentos, insisto que o leitor observe o uso de várias ferramentas: linguagens corporal e verbal, desenhos e fotos, exercícios físico e mental, massagens e pompages, escuta e fala, brincadeiras: tudo a serviço do aprendizado sobre si.

Pensei muito sobre como apresentar os processos ocorridos em meus atendimentos: se os mostrava por meio de casos, começo e percurso e, por vezes, fim; ou se os apresentava em acontecimentos/dia. Escolhi acontecimentos/dia, um formato breve de cada pessoa, mas muito rico diante do simultâneo.

Meu grande interesse é sublinhar uma intenção que encaminha cuidador e cuidado para o inesperado. Partindo de uma proposta predeterminada e das intervenções sequentes, o acaso dirige os acontecimentos e, a seguir, "explode" em definição, diversidade e diálogo. Interessa reconhecer a presença do determinado e do aleatório no presente. Fica claro que não detenho o saber; arrisco-me no ambiente e sigo adiante quando a relação permite. O poder para que o vivido vire experiência e seja apropriado pelo sujeito permanece na relação, ou seja, o acontecimento depende da relação estabelecida pelo par ou grupo. Não faço nada sozinha. Cada vez que sinto que o outro não quer, não pode ou não entende o "jogo", paro e espero; porém, prossigo atenta para a minha capacidade de acompanhar.

Com jovens e adultos, inicio e finalizo as sessões em pé para identificar os conflitos na forma, excessivos ou não, e, ao mesmo tempo, favorecer que a pessoa atendida capte, mapeie e se aproprie de alguma informação sobre si que, até então, lhe escapava. Com crianças, porém, começo deixando a escolha para a criança e me organizo a partir dela; além disso, garanto um cenário/espaço diferente do oferecido aos adultos. Com bebês, o norte é dado pela mãe e pelo pai, até que eu decifre a linguagem corporal do pequeno paciente, mas prezo por garantir e reconfirmar o contorno corporal e integrar as partes que compõem seu corpo.

Ofereço o tempo e o espaço, minha presença constante, uma investigação compartilhada e os desafios possíveis para que, diante dos recortes captados pela própria pessoa e por mim, possamos entender e reconhecer juntos os acontecimentos. O corpo está ali, comigo. Então, faço o convite à presença. O convite se estabelece pelo olhar, pela escuta, pela fala, pelo tato, pelo tônus, por imagens, afetos, relações e acontecimentos.

Ao observar a pessoa em pé, já posso acompanhá-la:

- Na sua base corporal: distribuição de peso, excitação, dor, conforto/desconforto em pé, músculos sobrecarregados, assimetrias musculoesqueléticas, intenção corporal.
- Na sua função visceral: atividade respiratória, pulso, excitação, conforto/desconforto, balanço corporal.
- Nos aspectos neuronais: produção de imagens, desequilíbrio, coordenação motora, atenção, lembranças.
- Nos aspectos subjetivos: expressão, desconfiança, gestos, olhar, irritação, alegria, aceleração, falatório.

Represento o "mais" adulto da relação, que vai problematizar e reger o processo; para tal, quanto mais informações eu coletar, melhor. Estaremos juntos e, por meio de um sistema, processaremos os acontecimentos vividos, transformando-os em experiência. Para o aprendiz, aprender algo sobre si, sobre o outro ou sobre o mundo é, por vezes, acompanhado de grande esforço. A aprendizagem não acontece de forma natural; portanto, o aprendiz deverá ser corajoso, e ambos, terapeuta e paciente, precisam promover um ambiente confiável.

Os pacientes chegam ao meu consultório por encaminhamentos feitos por ortopedistas, clínicos gerais, cardiologistas, pediatras; por psicólogos, fisioterapeutas, educadores físicos e bailarinos; por pacientes e por alunos. A diversidade dos profissionais e de pessoas que me indicam aponta a conexão flexível e a abrangência do meu trabalho. Porém, obriga-me a definir muito claramente cada contrato, evitando a quebra na comunicação diante de possíveis indefinições e desconfortos gerados nos ambientes e acontecimentos promovidos na relação.

Um contrato é sempre importante para definir lugares e estabelecer as presenças na relação. Além disso, meu trabalho apresenta uma dinâmica pouco conhecida entre fisioterapeutas e médicos, sobretudo ortopedistas, podendo confundir o atendido. Meu modo de atender inclui a fragilidade e seus aspectos não como doença, mas como direção, orientação apresentada pelo corpo em seus processos, indicando a necessidade de diálogo. Algumas sessões são caracterizadas por uma abordagem mais física; outras são mais comportamentais e emocionais, mas todas mantêm o diálogo entre as camadas.

Relato a seguir os atendimentos de alguns casos em uma única sessão, evidenciando o uso de várias ferramentas, a valorização da sessão que acontece no tempo e no espaço reais e o poder localizado na relação. Os nomes utilizados são fictícios.

Cora

Cora tem 10 anos de idade e os pais me procuram por indicação de uma paciente. A criança tem apresentado medos e necessitado de atenção e mediação constantes dos pais, além de sofrer de dores de cabeça e incapacidade de dormir fora de casa sem a presença dos progenitores. A indicação era para Terapia Alfacorporal.

Com crianças, inicio as sessões perguntando como estão e se desejam fazer alguma coisa. Cora parece sempre esperar pela minha decisão. Chega e, se permaneço em espera, ela se senta e aguarda que eu decida o que vamos fazer. Estamos na nossa oitava sessão. Como não se direciona, mantenho-me alinhada com o processo e o percurso do seu tratamento. Estamos reconhecendo, problematizando, operando e experimentando a existência própria com base nas diferenças entre ela mesma e aquilo que a cerca, entre o mundo externo e o interno. Lembro rapidamente, com ela, a nossa história até então, o que fizemos em dias anteriores, buscando situá-la, e observo seu acompanhamento. Lembramos nossas atividades e percepções e retomamos essa noção de dentro e fora. A terapia tem gerado espaço para a presença singular da própria criança, reconhecida nos recortes que ela tem feito. Pretendo que ela estabeleça e defina o seu espaço no mundo.

Proponho brincadeiras com caixas de papelão em três tamanhos: ela deve entrar na caixa e fazer de conta que é a parte de dentro do corpo, um estômago ou outra víscera. As caixas são diferentes em largura, altura e profundidade: uma mais larga e mais baixa, uma mais alta e menos larga e outra baixa e curta.

Cora inicia sua experimentação pela caixa mais larga e mais baixa. Timidamente, tenta encontrar posições variadas naquele espaço justo e, aos poucos, vai se soltando e alcançando mais posições.

Peço para fotografá-la na experiência e ela concorda. Em seguida, vai para a caixa mais alta e menos larga que a anterior, tendo a impressão de que a mais alta é também a mais larga. Porém, ao entrar na caixa, percebe ter mais dificuldade de se ajeitar dentro dela, mas já se arrisca mais na busca de posições.

Tenta a menor caixa e parte do seu corpo fica de fora. Assim, para variar as posições, Cora tem de deixar as pernas de fora. Todas as impressões anteriormente citadas são compartilhadas e mapeadas. Ela então volta para a primeira caixa e recomeça sua experimentação. Pensamos no espaço onde ficam os órgãos internos, e aproveito para comentar sobre a massa cerebral e a caixa craniana, pois ela vem relatando dores de cabeça. Procuro relacionar sempre o órgão, seu tamanho e o espaço que ocupa. Para mapear os acontecimentos, utilizamos livros de anatomia, exploramos a experiência de caber em espaços variados, compartilhamos os recortes vivenciados, acolhemos as memórias que emergem, problematizamos a projeção da própria imagem na foto (Foto 1).

Olhando sua foto dentro da caixa, em posição enrolada, ela associa a imagem à de um bebê no útero da mãe. Proponho que se lembre de quando estava na barriga da sua mãe e qual era o tamanho dessa barriga quando Cora era pequenininha, bem no início da gravidez: ela responde que a barriga da mãe era pequena e eu afirmo que não, ao contrário, a barriga era grande. Ela discorda, dizendo que a barriga era pequena; então pergunto se ela estava olhando de dentro ou de fora. Ela rapidamente entende minha pergunta e reconfirmamos sua posição dentro do útero e a dimensão desse espaço visto de dentro e a diferença de tamanho quando ela tinha 2 meses e 8 meses de

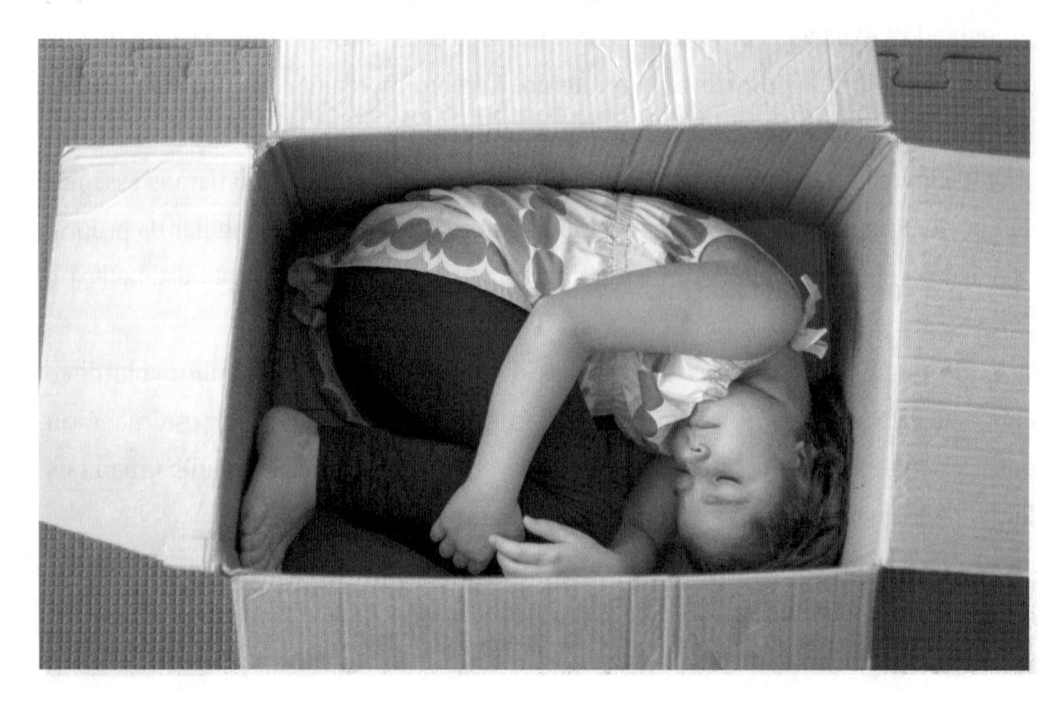

Foto 1

gestação. Pensamos, também, o tamanho da barriga pela ótica de quem estava fora do útero, e como a visão dos espaços muda quando estamos dentro e fora deles.

Ofereço continuar brincando com o dentro e o fora, ela aceita e, sorrindo e com o corpo mais livre, diz que está gostando. Montamos um grande cubo dentro do qual Cora pode ficar (Foto 2). Ela adora a ideia. Com ela dentro do cubo, vou virando-o e tombando-o em várias direções e sentidos, sempre querendo saber se está tudo bem lá dentro. Nesse momento, sou a condutora do deslocamento. Depois, proponho e deixo que ela movimente o cubo, que será empurrado por seus pés e mãos, por dentro. Ela tenta e, de início, não consegue, até que descobre como fazer esse deslocamento por dentro e se diverte bastante. Essa exploração dentro da caixa é feita sem minha interferência direta. Ela vai descobrindo como mover o cubo, e eu, de fora, não vejo o que acontece lá dentro. Acompanho o tempo todo, mas deixo que a menina explore a caixa do seu jeito.

Considero um momento muito importante quando ela descobre como empurrar as paredes do cubo e circular pelo espaço. Nesse momento, os músculos direcionam sua força para fora e, no caso dela, organizam um sentido para seu deslocamento, diminuindo a pressão interna. Considerando que, de dentro da caixa, ela não vê o espaço externo, vou lhe informando que direções ela pode tomar – afinal, a sala tem paredes e móveis que limitam o fora, e tais limitações devem ser respeitadas. Sugiro a direção possível, e ela arrisca a ação e suas repetições. Nessa dinâmica, Cora vai diferenciando os espaços, compreendendo-os na relação com seu corpo e com os outros objetos, paredes, comigo: confiar/desconfiar.

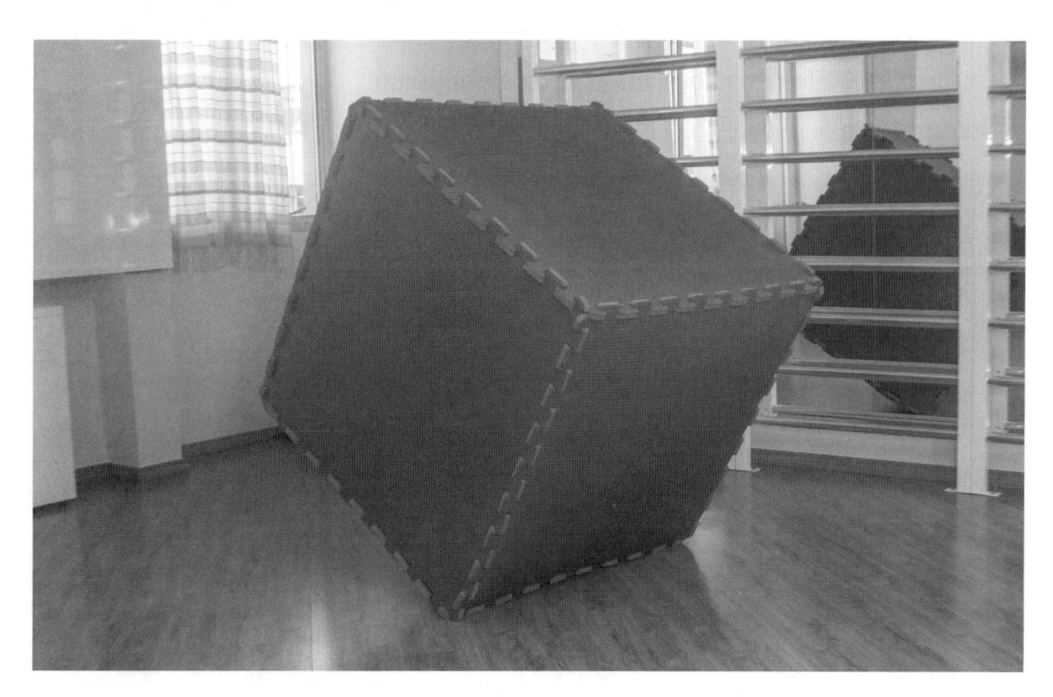

Foto 2

Peço que saia do cubo e, de propósito, sustento uma abertura reduzida. Ela passa com dificuldade, mas assertivamente, sai feliz e começa a fazer coisas pela sala. Tenho a impressão de que deseja aproveitar ao máximo sua forma nova; sobe no espaldar (escada de parede), brinca com elásticos, transita pelo espaço e pede para entrar de novo no cubo e movê-lo sozinha, pedido prontamente aceito. Cora adorou, e certamente vamos voltar para essa atividade.

Jair

Jair tem 8 anos. Seus pais são meus pacientes e alunos, ora em sessões individuais, ora em sessões grupais. Percebem que o filho corre de modo desajeitado, com as pernas "jogadas para os lados", tendo dificuldade em alguns esportes. Reconhecem a singularidade do meu trabalho e confiam nesse modo de cuidar. Vamos tentar entender esse modo de correr.

Ele participa das atividades propostas e parece gostar de estar ali, mas, ao mesmo tempo, mantém certa distância. Atento, prevê como deve se comportar e não atravessa a "linha" sem antes ter certeza de que está tudo bem. Pratica uma espera determinada, pronta a negar ou afirmar algo. Sinto que falta fluxo, continuidade.

Com crianças, escolho o assunto que vai permear e ligar os nossos dias de trabalho partindo de, entre outros elementos, um desenho feito na primeira sessão. Naquele momento, questionei o que faríamos juntos, no espaço e no tempo. Perguntei o que Jair foi fazer ali comigo, o que esperava, e propus um desenho partindo dessa pergunta. Ele desenhou uma cabeça e um ponto de interrogação acima desta (Foto 3); eu desenhei um

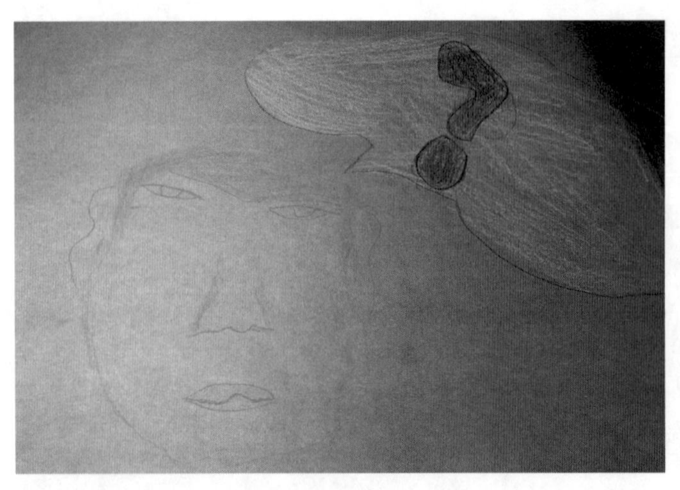

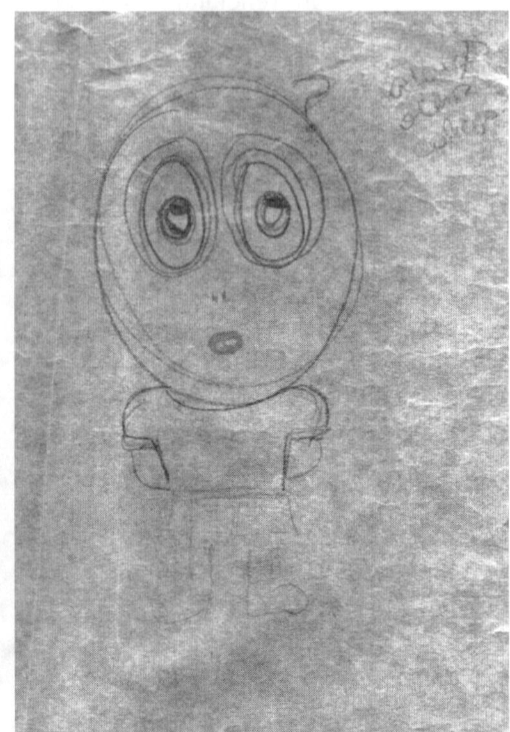

Fotos 3 e 4

menino, seu corpo, olhos arregalados e um ponto de interrogação sobre a cabeça (Foto 4). Ele e eu fazemos o desenho ao mesmo tempo e compartilhamos.

O relato e os desenhos aconteceram em dias diferentes. Escolho apresentar o desenho para ilustrar meu modo de trabalhar e como me norteio para seguir um caminho com a criança. No nosso espaço, sou vista e vejo ao mesmo tempo. Faço meus recortes partindo do ambiente gerado por nós, e a criança, também afetada, faz seu recorte do que sente; é impressionante como nossos desenhos se comunicam bem. Fica clara, para mim, a falta de presença e definição corporal. Em nossos desenhos aparecem muita cabeça e atenção!

Voltando ao dia da sessão, como já disse, inicio perguntando o que a criança quer fazer. Jair circula pela sala como se estivesse me esperando decidir; também espero a continuidade desse deslocamento e começo a circular com ele. Ele parece gostar e continua mais um pouco; vamos falando e circulando, eu atrás dele. Ele se mantém andando no limite demarcado, sobre o chão, por placas grandes de EVA. Então se senta, sento à sua frente, e ele inicia uma conversa sobre a escola. Pergunto do intervalo, se é livre e do que ele brinca. Ele conta que brincam de pega-pega e fala dos mais lentos e dos mais rápidos. Pergunto sobre as variações entre o mais rápido e o mais lento, o mais forte e o mais fraco. Então ele determina hierarquias. Percebo a tendência de fixar lugares e comportamentos para as pessoas.

A conversa se esgota e proponho uma brincadeira de explorar objetos com os olhos vendados; ele gosta da ideia e topa brincar. Estamos trabalhando com os cinco sentidos. Ele tem noção sobre o tema e reconhece cada um deles. Coloco uma venda em seus olhos e digo que vai apalpar alguns objetos e me dizer tudo que percebe e sabe a respeito deles. Escolho objetos parecidos uns com os outros e deixo, por último, algo que, ainda que seja parecido com os outros, é estranho ao universo da criança. Os objetos usados foram uma bola pequena e lisa, uma bola maior com saliências, uma espuma circular, uma esponja de banho e, por fim, uma bola de borracha cortada ao meio.

Cada objeto que toca é acompanhado, rapidamente, de um nome. Ele vai bem até apalpar o objeto estranho, a meia-bola, e sua reação é largá-lo e afirmar, aflito: "Não sei!" Insisto com ele sobre o que sabe. Não sabe o nome da coisa, mas por certo sabe muitas coisas. Ele pega o objeto, começa a descrever o que sente e, ao retirar a venda, nomeia-o: uma meia-bola! Reconfirmamos sua descrição – é de borracha macia, é redondo de um lado e reto do outro – e percebemos como ele, mesmo sem saber o nome exato do objeto, soube determinar características deste. Antes de vê-lo, pelo tato, havia dito exatamente o que era aquilo, e, ao ver, deu-lhe um nome conhecido.

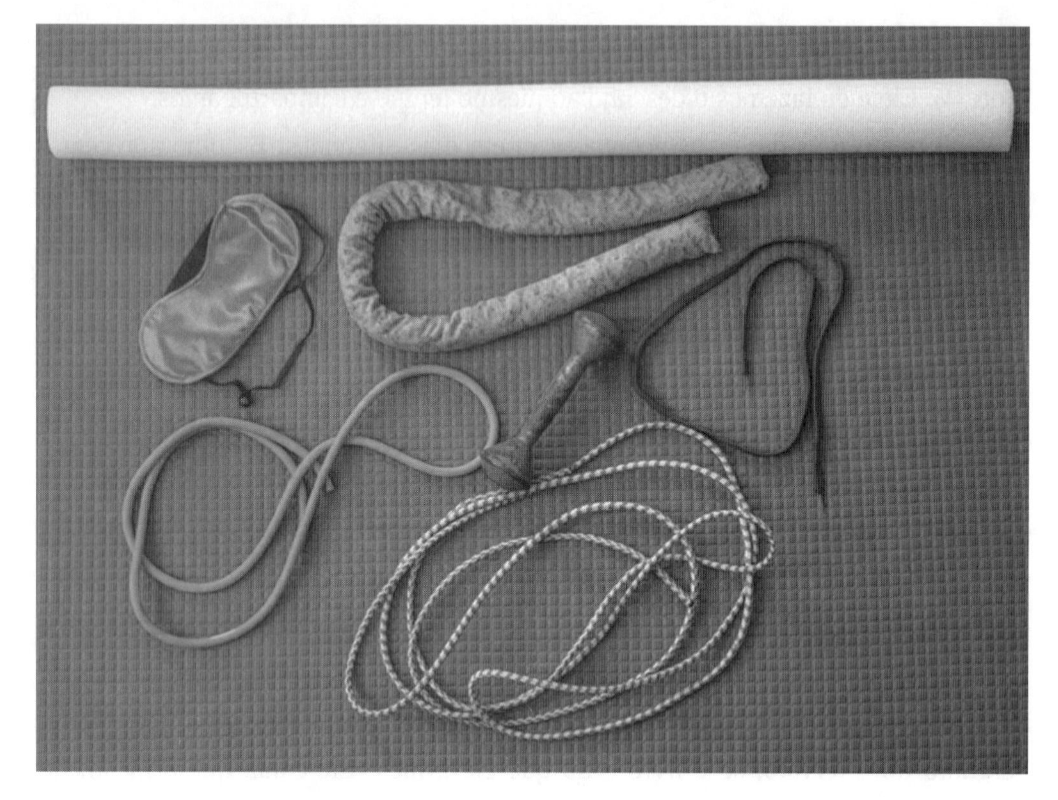

Foto 5

Percebemos que os objetos são semelhantes e diferentes ao mesmo tempo. Forma, densidade, temperatura, função. Perceber é diferente de observar e pensar; refiro-me à experiência compartilhada: falando, mostrando, tocando, acrescentando, pensando, rindo, discordando, esperando. Pergunto se quer brincar com outros objetos e ele topa sorrindo, está gostando. Pego outros objetos mais compridos, com consistências e formas diferentes (Foto 5).

Ele começa percebendo e falando mais sobre cada objeto – até os objetos com nomes conhecidos merecem mais definições. Parece gostar da sensação de usar tão bem outro sentido que não a visão, o tato. Arrisca-se, primeiro, a explorar todas as palavras que acompanham o objeto e só depois o nomeia. Deixo para o final o mais estranho, e ele diz que conhece, mas não sabe o nome. Segue falando tudo que sabe e, ao retirar a venda, põe o nome.

Ao finalizar, levanta e pega elásticos que estão presos no espaldar e pergunta como se usa. Digo que experimente como quiser e ele inicia a experimentação: vai provando, formando e deformando o corpo e o elástico durante a relação. Peço para tirar fotos e ele concorda sem parar de explorar (Foto 6).

Jair explora os elásticos e, ao mesmo tempo, descobre as melhores formas de manejá-los. Ele consegue se organizar de modo mais equilibrado, mais econômico e alinhado na relação entre as próprias partes corporais e os elásticos.

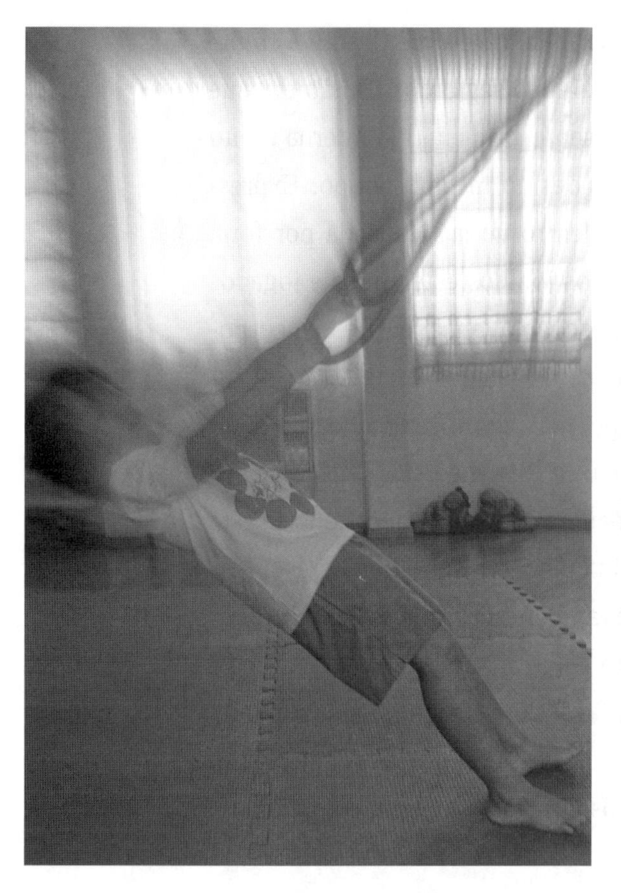

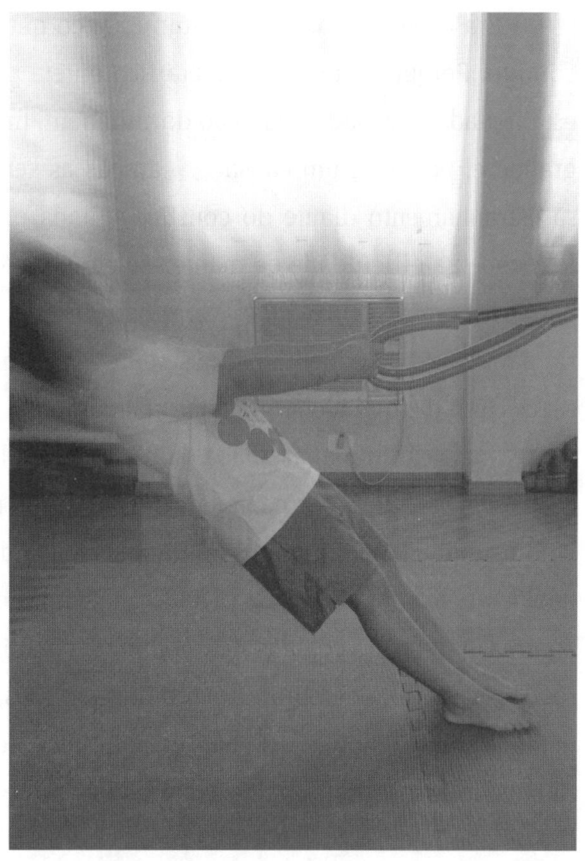

Fotos 6 e 7

A exploração ocorre sem minha interferência direta; fico olhando, descrevendo o que ele faz, narrando as diferenças – enfim, mapeando os movimentos, gestos e expressões a partir das orientações dele, a partir do vivido.

Então, sem nenhum pedido meu ou dele, Jair faz pose (Foto 7)! Eu acompanho e o clico!

Observem as diferenças nas fotos: na primeira, Jair está experimentando e conhecendo, percebendo e relacionando as partes corporais em si, com o elástico, com a resistência, desafiando a confiança/desconfiança nas estruturas de sustentação e no equilíbrio/desequilíbrio. Na segunda, ele afirma percepções, ajustes, regulagens e adaptações.

Ruth

Jovem, Ruth me procura por indicação de uma paciente que confia muito no meu trabalho. Sua busca é indefinida, mas ela sente que precisa se tratar emocional e fisicamente. Quer uma terapia que atue em ambas as frentes. Percebo que precisa ser cuidada, mas tem dificuldade para permanecer nesse lugar. Parece que a Terapia Alfacorporal pode ajudá-la.

Ela chega e, como de costume, peço que permaneça em pé, frente a frente comigo. Pergunto como está e ela fica quieta por alguns segundos. Então diz que está irritada e cansada. Que não dormiu bem, mas sente uma energia interna muito grande e, por fora, um cansaço – ambas as sensações ao mesmo tempo. Expressa estranhamento diante do conflito agitada por dentro *versus* cansada por fora. Percebo sua dificuldade de manter-se em pé, com os joelhos estendidos e jogados para trás, ombros enrolados, expressão irritada, pescoço avançado, direção corporal para baixo. Peço, então, que se deite e reconheça os estados de agitação e cansaço. Ruth diz que a energia continua como em pé, mas agora se localiza do peito para cima, sentindo quase nada da barriga para baixo. Reafirma sua irritação e seu cansaço. De alguma forma, aponta sua irritação para mim. Então, questiono se está irritada comigo e com minhas perguntas, e ela diz que não propriamente; está irritada naquele momento e, de certa forma, comigo também. Diz que resolveu cobrar algumas tarefas de colegas de trabalho e, na noite anterior, enviou e-mails duros e reclamou da falta do cumprimento dos serviços, fazendo o mesmo, pessoalmente, naquele dia. Completa que não dormiu bem, sendo isso comum. Pergunto como tinha sido a ação no trabalho e ela reclama que os colegas a haviam estranhado e lhe olhado feio.

Continua afirmando cansaço e irritação e vejo-me em um dilema. De um lado, seu cansaço indica falta de condição para exercícios; de outro, sua irritação é um pedido de distância, afastando meu contato com seu corpo. Então emerge uma ideia, ainda sem contorno naquele momento, mas que entendo ao longo do processo, junto com ela. Peço para que nos deitemos lado a lado e que ela repita meus movimentos e, em seguida, troquemos. Ruth concorda.

Faço alguns movimentos esparramados pelo chão privilegiando o apoio do solo, lentos, quase me espreguiçando e com torção do tronco. Sinto uma necessidade de torção e, ao mesmo tempo, de simetria, propostas conflitantes do ponto de vista corporal. Resolvo a questão da simetria garantindo que algo feito em uma metade do corpo seja igualmente repetido na outra metade. Ela me acompanha, estamos conectadas e em silêncio. Paro, espero um pouco e peço que faça os movimentos para que eu possa imitá-la. Seus movimentos contêm extensões dos membros e da coluna, são lentos e também ocupam o chão, mas seu corpo tende a subir alçado pelo peito na superextensão da coluna.

Ao finalizar, narro nossa atividade e saliento o fato de ter imitado seus movimentos, perguntando como se sentiu e com que se preocupou. Ela diz que foi bom e que pensou que eu estava percebendo e admirando sua flexibilidade. Pergunto se era bom ser admirada e ela se esquiva da resposta dada anteriormente dizendo que foi bom, mas não porque ela estava bem no movimento. Insisto e pergunto como ficaria se eu discordasse e afirmasse que ela não me pareceu tão flexível. Então ela se mostra envergonhada e diz: "Ai, então estou toda travada, me achando". Insisto na sua sensação sobre si durante o movimento, se estava percebendo sua flexibilidade e se eu teria o poder de desconfigurá-la. Ela para, percebe a importância única conferida ao meu comentário e afirma que sim, que realmente se sentiu bem ao fazer os movimentos; sentiu-se elástica e confortável.

Relaciono essa fala com sua questão inicial diante dos colegas de trabalho e pergunto o que ela acha que eles pensavam sobre ela e o que ela queria com sua intervenção. Sugiro outros modos de ver a relação com os colegas de trabalho, pensamentos que não fossem exclusivamente críticos. Pensamos em diversas respostas para expandir as formas de relação, mas insisto no valor dado, por ela, ao olhar do outro sobre si. Refletimos sobre a comunicação que não foi estabelecida e como ela poderia melhorar essa questão, determinante para as boas relações. Ruth afirma ser difícil conversar sobre a necessidade de cumprir as tarefas e da cobrança dos colegas; ora fica brava porque o trabalho precisa ser feito e, se ela não disser nada, eles não o farão; ora sente-se horrorosa e chata ao se posicionar diante deles.

O compartilhamento anterior favorece a emergência de outra camada de que ela reclama e sobre a qual decide não falar. Então, afirmo meus dilemas diante dos vários afastamentos que ela me pede e peço que me guie a respeito de como ajudá-la. Ruth pede para se deitar e ficar quieta. Eu concordo, fico ao seu lado em silêncio e ela se desculpa por sua decisão, dizendo que está cansada e que tem trabalhado demais sobre si. Pergunto se acha que eu desaprovo o tempo pedido e afirmo que estou ali com ela. Ela chora tranquilamente e expressa sentir melhora na sensação de conflito corporal, diz ser mais tranquilo estar triste que irritada. Pede-me para mexer no seu pescoço. Coloco seu corpo entre duas almofadas grandes e traciono lentamente seu pescoço, promovendo a percepção de espaço e tempo durante a variação do tônus, do comprimento da musculatura e da ampliação dos espaços articulares. Proponho a soltura da cabeça e ofereço o apoio, ora das minhas mãos, ora do chão.

Ao ficar em pé, observo uma pessoa firme, sustentada pelas pernas, o que dura pouco. Quando ela exprime suas impressões, esse mesmo corpo, há pouco firme, parece desabar – acompanhando sua fala, que narra ombros enrolados e joelhos estendidos, como se carregasse sua forma para um "quem" conhecido. Em resumo, por algum tempo, presencio um figura mais ereta e bem delineada que, ao se pronunciar, confere ao corpo uma forma antiga.

Ivo

Ivo, de 55 anos, foi encaminhado por um clínico geral. A queixa é de fadiga nos membros inferiores, com extensa pesquisa médica sem resultados definitivos. Observo sua orientação corporal para a frente e com tendência a leve retirada dos calcanhares do chão. Seu corpo apresenta uma forma densa com seu conjunto de tecidos musculares de pouca elasticidade.

Inicio a sessão em pé pedindo que ele observe como chega. Reclama que está pesado e precisa se esforçar mais para manter a rotina de exercícios e dieta. Em seguida, peço que se deite e conduzo a percepção questionando como seu corpo recorta o ambiente e se diferencia do chão. Pergunto se entende o que quero dizer com recortar. Já havíamos falado dessa noção de ocupação de um lugar que o corpo exerce no espaço. O corpo, parado ou em deslocamento, abre espaço para estar e passar, recortando esse ambiente.

Peço que observe seu contorno e como partes do seu corpo e sua forma se relacionam com a solidez do chão. Ele diz que percebe bem seus limites na relação com o chão e consegue entender que, para ocupar, recorta o espaço. Ao perceber-se, reconhece um tronco grande e o resto pequeno. Afirma que isso é estranho e desconfortável, pois sabe que não é assim que se vê no espelho.

Peço mais informações e pergunto se Ivo pode compartilhá-las apesar do estranhamento. Nesse momento, sua voz e sua expressão facial apresentam certa "arrogância". Refere-se à imagem de si como a um desenho, no qual o tronco é volumoso, grande e redondo. Afirma que não gosta disso e diz que essa presença é ruim porque não tem harmonia. Peço que defina "harmonia". Ele diz que seu corpo está esquisito e sem harmonia porque o tronco é grande demais, enquanto as pernas são finas e a cabeça, pequena.

Pergunto que camada de si está avaliando. Ele não entende a pergunta e eu continuo. Penso com ele que o tronco, como continente e conteúdo, tem mais volume, e sua harmonia não pode ser avaliada apenas pela camada neural e pelo sentido da visão. Ao fechar os olhos e se perceber, ele pode se ver de outra forma, perceber-se com outro aparelho sensorial que não o da visão, convivendo com realidades diferentes. Que camada ele estava percebendo? Nesse sentido, percebendo a camada visceral, essa região do tronco é "maior" pela composição. Ele concorda e diz que sua avaliação era conduzida pela imagem do espelho e não pela sensação da presença das vísceras, afirmando que acha interessante esse olhar. Concordamos que, pelo número de órgãos, pelo volume, pelo peso e pela motilidade, certamente o tronco continha mais elementos e a harmonia estaria em grande presença, sensorialmente falando. Peço que se perceba novamente e me conte como está. Permanecemos quietos por um tempo. Ivo diz, curioso, que naquele momento o volume, a bola, está mais contida, tendo a harmonia da imagem retornado. Declara que assim fica melhor: não se sente mais um desenho.

Acredito que o diálogo entre as camadas neural e visceral, entre o conhecido e o desconhecido, entre mim e ele tenha permitido essa conciliação, possibilitando que a percepção de si fosse balizada por outra camada, a visceral, e por seu volume, peso e viscosidade. Diante dessa constatação, a camada neural "aceita" como harmoniosa a sensação de volume e desmancha a imagem distorcida que provocava desconforto. Assim, ofereço espaço às camadas menos privilegiadas na forma dessa pessoa. Em pé, Ivo sente-se mais leve, e vejo alguém mais alto, apesar de os pés estarem mais apoiados no chão.

Cida

Cida procura meu trabalho por indicação de um cardiologista e clínico geral que conhece o meu método de perto. Sua queixa principal é de dor cervical. Percebo que quer fazer fisioterapia, apesar de ter tido indicações de outros fisioterapeutas e ter-me escolhido. Quero dizer que, no encontro inicial, ela define peremptoriamente o que veio fazer ali comigo: desfazer a dor cervical. Durante a avaliação e o tratamento, vou encontrando várias outras partes corporais que apresentam desconforto. Cida aceita incluir essas outras partes físicas no tratamento.

Em pé, durante o reconhecimento de si, observamos juntas que seus joelhos ficam hiperextendidos. Constatamos também que essa posição mantém, de alguma forma, o corpo mais estável, porém mais desabado. Sendo Cida uma corredora amadora, essa hiperextensão dos joelhos não é favorável, pois promove desgaste articular e pode reduzir seu tempo de atleta.

Com base nessa observação, peço que ela inicie o *movimento tátil*, que consiste em dobrar e estender os joelhos parando nas extremidades e garantindo a lentidão, marcando o caminho entre extensão e flexão. Quero que ela note a interferência da alteração da posição dos joelhos na distribuição do peso corporal sobre os pés, ou ainda que perceba as relações desse movimento com as outras partes do corpo. Porém, noto que ela estranha algo, pois apresenta movimentos desconectados no tronco. Pergunto se está estranhando algo. Ela não entende minha pergunta e explico os movimentos que enxerguei: mãos apertadas, a cabeça torcendo para um lado e a cintura para o outro, uma inquietude e alguns movimentos bastante visíveis. Parece que a atividade é difícil ou demanda esforço extremo. Ela concorda com o meu estranhamento, tem consciência de que o movimento em questão é simples, porém não percebe os movimentos associados e não sabe do que se trata.

Como o diálogo não é estabelecido, mudo minha estratégia e vou para o exercício físico. O diálogo, nesse espaço de provocações por meio das quais pretendo atender a um jogo de forças entre as camadas que compõem o sujeito, não é estabelecido quando alguns pacientes evitam a percepção de si de várias formas: pela conversa, pela sensação, pelas partes corporais em si, pela presença de movimentos involuntários que acompanham os voluntários, pelo controle/descontrole das ações, do estranho em si.

Temos, paciente e terapeuta, vários modos de seguir com a comunicação: perguntas que encaminham para um entendimento, afirmações que complementam a experiência, silêncio que acompanha um ritmo próprio, silêncio que acompanha a exploração da experiência em si, lágrimas compartilhadas, olhares de dúvida e medo. Temos, também, vários modos de interromper a comunicação: silêncio que se encerra em si, alteração constante de ações e direções, aceleração da fala acompanhando certezas e mais certezas, ausência de presença, jogo de poder que fixa lugares.

Peço que faça uma sequência de movimentos no solo que estimula a contenção da forma e alterna as direções, colocando o corpo – e, portanto, a pessoa – em contato com o deslocamento em um espaço justo que exige grande amplitude das articulações e atividade dos músculos rotadores internos.

Cida repete a sequência algumas vezes; peço que se deite e se perceba. Voltamos às observações sobre os joelhos, a dificuldade de perceber aquela articulação mais móvel e o desconforto ilustrado nas torções desnecessárias, do ponto de vista do movimento corporal, do restante do corpo durante a atividade de dobrar e esticar os joelhos. A paciente já deixou bem claro que aquele local serve apenas para se exercitar e não quer falar ou fazer terapia ali, e eu já me comprometera com essa demanda. Porém, naquele momento e diante de algumas mudanças em nosso vínculo, peço permissão para falar sobre a experiência e consigo mostrar a necessidade de elaborar o vivido – caso contrário, ela não se apropriará da experiência, barrando a conquista de manejar o padrão de extensão dos joelhos. Cida percebe que os joelhos, mais livres e articulados, geram, de um lado, instabilidade e, de outro, mobilidade. Em pé, com os joelhos destravados, sente-se mais desequilibrada diante da presença do pulso das vísceras e da ação da gravidade, porém mais perto do deslocamento, se necessário.

Peço que fique em pé de novo e recomece o movimento com os joelhos. Observo e noto que não se torce mais. Pergunto: então, está percebendo algum movimento associado? Ela diz que não, então devolvo que tinha parado com aqueles movimentos, com aquela inquietação no tronco e na cabeça, e proponho que talvez não estranhe mais tanto o estranho em si. Essa frase determina o ponto-final, pois ela não questiona minha colocação nem expressa interesse. Entendo que devo parar aí. Pretendo acompanhá-la no aumento da percepção da sua excitação diante dos movimentos praticados nos joelhos. Não posso chegar tão perto do reconhecimento do corpo comportamental – ela resiste a qualquer ação ligada à percepção do "estranho em si" e deixo como está. Concordamos que seu corpo, como um todo, parece mais ereto e menos pesado.

Tom

Tom, de 5 anos, foi encaminhado pela própria mãe após eu ter cuidado de seu irmão mais novo, Júlio. Tom apresentava muitos medos e a mãe, por conhecer meu trabalho, achou que eu poderia ajudá-lo.

Júlio foi encaminhado por um ortopedista devido a problemas ortopédicos, mas a mãe, sensível e atenta, percebeu um desenvolvimento emocional e comportamental associado às melhoras físicas.

Nessa sessão, Tom está brincando, subindo e descendo do espaldar. Estamos na sexta sessão e é a primeira vez que esse comportamento exploratório se manifesta. A brincadeira é vivida, por ele, com um misto de medo e alegria. Fico junto dele, respeito seus limites e o ajudo a calcular e a regular os riscos. Tom brinca enquanto vamos mapeando as relações do corpo com o espaço e os objetos, distância e proximidade, alto e baixo, lento e rápido, atenção e desatenção.

Em determinado momento, feliz e pulando, já no chão – aparentemente "fora de risco" –, ele tropeça e cai fortemente de bumbum no chão. Chora contido e, ao mesmo tempo, repete várias vezes a frase "não doeu".

Percebo duas informações: a expressão facial de dor e a contração corporal. De um lado, ombros altos e musculatura mais densa; de outro, uma comunicação verbal e não contraditória. Digo, então, que ele está me dando duas informações e pergunto em qual resposta devo acreditar. Afinal: tinha ou não doído? Imediatamente Tom muda de expressão e fica atento, parecendo ter compreendido minha pergunta. Explico que seu rosto dizia uma coisa e suas palavras, outra. Ele permanece atento, esperando mais de mim. Continuo a conversa usando seu modo de comunicação, o conflito aparente entre a expressão corporal e a verbal; digo algo triste com cara alegre, profiro brava uma frase amorosa. Logo compreendo que ele entende o que eu comunico. Por meio de um largo sorriso, está estabelecido o diálogo.

Volto a questionar: em qual informação devo acreditar, na que ele fala ou na que mostra com o corpo? Ele, seguro, responde: "Acredite no que eu falei". Agora, a frase dita, a expressão facial e a postura se confirmam. Pronto, está bom para ele, mas para mim ainda não; ele parte para outra exploração da sala, eu aguardo um pouco.

Brincando com ele, pergunto se alguém, um adulto, havia dito que homem não chora. Ele responde que não fora um adulto, mas duas amigas. E mais: para de brincar e me olha, dando atenção especial ao que estava por vir: as meninas disseram a mesma coisa em lugares e momentos diferentes, o que, para ele, transformou a fala em verdade absoluta. Apenas completo dizendo: "Mas você não é homem, é um menino!" Continuamos brincando.

Como uma criança de 5 anos vive esse dilema das formas em si, o de um corpo que dói e não pode expressar a dor? Qual é o corpo da dor e qual é o corpo da coragem? Continuamos explorando e regulando a expressão corporal e verbal; mapeando, orientando e variando, por meio de brincadeiras.

Nilo e Paulo

Veremos a seguir o mesmo exercício aplicado em dois homens diferentes. Ambos já haviam feito esses movimentos antes, porém sem uma relação consciente e refinada com o espaço ocupado. Sempre estabeleço um território para a ação, mas, dessa vez, esse dado é salientado e observado junto com a pessoa.

Paulo, mais expandido lateralmente, de musculatura mais densa, procurou-me por indicação de um médico que conhece meu modo de atender. Precisa diminuir o peso e o estresse, além de desenvolver maior elasticidade corporal e comprometimento com a prática de exercícios.

Nilo é mais estreito e, independentemente de sua altura, apresenta uma forma alongada, de musculatura rígida. Chegou até mim após uma cirurgia de joelho e, depois da fisioterapia, prosseguimos para a Terapia Alfacorporal. Nosso trabalho tem sido muito nutritivo.

A proposta aqui apresentada foi feita em atendimentos individuais, tendo a mesma *sequência intencional* de "ocupar e caber". O local de trabalho é o mesmo e tem meu acompanhamento como conexão.

Proponho mover-se pelo chão por meio de uma meia-cambalhota, deitar-se e, a partir daí, iniciar movimentos de expansão com os braços, que são os condutores da direção do movimento. A pessoa se desloca pelo espaço em direções e sentidos variados, ora em decúbito dorsal, ora em decúbito ventral, ora deitado de lado. Os movimentos possibilitam experimentar-se em situações diversas e com numerosas variações de tônus. São situações nas quais a pessoa pode controlar os movimentos e se soltar na ação; ações em que pode ampliar ou reduzir o alcance do corpo pelo chão; movimentos nos quais pode regular a velocidade, tônus, alcance, recolhimento.

Os exercícios que desenvolvo têm como característica regulagem, adaptação e ajuste, além de desenvolver-se em sequências que valorizam variados grupos musculares e favorecem a passagem de tensão entre eles, organizando o indivíduo em uma experiência marcante e facilitadora, mesmo que a ação apresente alguns impedimentos iniciais.

A descrição da *sequência intencional* "ocupar e caber no espaço", exemplificada nesses dois casos, pode ser conferida no tópico "Simultaneidade".

Esse exercício pode ser usado de várias formas e com várias combinações, cada uma com determinada função. Embora de início se trate de uma repetição de sequência, promove formas diferentes ao ser praticada pela mesma pessoa ou por indivíduos diferentes, com associações diferentes, em tempos diferentes – junto com o meu olhar, que tenta enxergar uma narrativa que conte algo sobre o sujeito, singularizando o movimento.

Além disso, cada prática pretende estimular certa transmissão de força geradora de tecidos estruturais, garantindo sustentação ao longo da vida do indivíduo. Nos casos a seguir, pretendo estimular a transmissão de força em redes e em linhas de força, por meio dos tecidos neurais e de sua conexão com os tecidos musculares. Todos os tecidos são acionados simultaneamente, mas meu foco são os tecidos neural e muscular.

Do ponto de vista comportamental, atenho-me às cadeias musculares e articulares relacionais. Uso essa sequência, nestes dois casos, com a intenção de explorar o espaço. Ofereço um território que é explorado no seu limite, no qual a pessoa deve "caber e ocupar". Proponho a exploração do movimento simultaneamente à exploração em dois territórios, um espaço menor e outro maior. Oriento a pessoa para que se desloque pelo território e respeite os contornos. Essa forma de apresentar um exercício físico estabelece relações e favorece percepções que se desdobram em acontecimentos.

Nilo

Em pé, frente a frente comigo, pergunto como está. Sente-se bem. Dou um tempo para ele se experimentar em pé e proponho o exercício descrito antes. Ele concorda e participa, comprometido.

Começo pelo território menor, um espaço montado com quatro placas de EVA de 1 m^2, que ele explora com leveza e intimidade. Olhando de fora, parece confortável e feliz. Percebo que explora todos os cantos cabendo. Ao finalizar, comentamos como foi bom e fácil. Nilo percebe algum desconforto nas articulações dos ombros, mas todo o resto foi bom. Reconhece certa dificuldade de soltar o pescoço, daí o desconforto nos ombros, que são mais pressionados no chão caso a musculatura do pescoço se mantenha mais rígida.

Já durante sua exploração do território maior, Nilo encontra dificuldade de ocupar amplamente o espaço. Sinaliza alguma preocupação quando, durante a prática, olha atentamente para o espaço, como que buscando alternativas para alargar a exploração. Percebo que usa movimentos que não estavam previstos na sequência para se deslocar mais largamente.

Depois de repetir algumas vezes os movimentos, peço que pare e partilhe comigo a experiência. De início, Nilo não fala sobre a dificuldade de ocupar o espaço de modo pleno; começa por como foi bom mexer-se, mas diz estar acostumado a fazer esses movimentos em um espaço menor em casa. Pergunto se percebe diferença entre se deslocar no território pequeno e no grande. Ele confirma minha percepção de que é mais fácil explorar o espaço menor. Concordamos que ele ficou mais atento, mais cansado, mais ocupado com os movimentos dentro do contorno maior. Pergunto se percebera ter alterado o combinado para a sequência, usando outros gestos não determinados. Ele confirma e reconfirma a dificuldade que sente de alargar o território corporal e se deslocar mais.

Buscamos, entre os movimentos da sequência, aqueles que ampliam o deslocamento, as variações de direção que colaboram com a conquista do espaço. Depois ele reinicia as repetições e noto uma melhor apropriação do terreno: a sequência é composta pelos movimentos previamente combinados. Nilo mostra maior variação de tônus, permitindo que seu corpo se alargue e se esparrame melhor no solo. Ainda me parece, porém, restrito; então me chama a atenção sua insistência em realizar o movimento primeiro do lado direito e depois do esquerdo, sem alterar essa ordem, embora em momento nenhum esse comando tenha sido dado. Nilo se prende ao “correto”, interferindo na eficiência e na capacidade de adaptação do corpo ao espaço maior.

Nilo para de fazer os movimentos. Pergunto se minha observação está correta e ele confirma. Concordamos que esse comando não foi dado e que ele mesmo tinha resolvido fazer assim. Identificamos que esse ajuste o ajuda a se manter dentro do espaço menor. Porém, ao aplicar esse método no espaço maior, o mesmo não acontece: ele restringe a extensão do gesto, o que evita que se desloque com maior alcance pelo território.

Nilo diz que esse modo de fazer, mantendo uma ordem, faz todo sentido para ele, que se sente preso às definições de certo e errado. E, mesmo ao reconhecer que alterna direita e esquerda sem quebrar a ordem, usando a "forma pronta", continua procurando respostas que justifiquem sua escolha. Insisto com ele que, no espaço menor, esse modo foi eficiente, ao contrário do que ocorreu no espaço maior. Certo e errado, nesse caso, interrompem o fluxo da relação entre a sequência, o espaço oferecido e o combinado de caber e ocupar. Nilo, refém desse comportamento, acredita que alterar esse padrão – que sempre fez todo sentido, não só no exercício ali proposto – parece necessário.

Novamente, explora a sequência dentro do espaço maior e, após o diálogo acima, escolhe o melhor lado para dar a meia-cambalhota de acordo com a ocupação do espaço, verificando a eficiência da forma/função.

Paulo

Iniciamos a sessão em pé e pergunto como ele está. Voltou de uma semana de viagem e está bem. Fala brevemente sobre a tranquilidade de mudar de ambiente e sobre a relação entre o tempo e o espaço fora da rotina em São Paulo. Pergunto se podemos iniciar com um exercício corporal. Ele concorda.

Estabeleço um território dentro do qual ele deve se manter e reduzo o espaço ao qual ele está acostumado. De início, Paulo sente que o espaço é pequeno e que ele não vai caber. Começa os movimentos reduzindo o alcance e limitando as variações, mantendo o organismo mais apertado. A cambalhota é dura, quase uma queda lateral, sem curvar o corpo. Não varia as frentes e mantém a cabeça sempre na mesma direção. Não foi tarefa fácil. Depois de comentarmos brevemente a experiência, amplio o território. Aviso que agora eu realizarei os movimentos e peço que busque a si mesmo neles. O que vê? Faço poucas repetições, aproveitando bem o largo espaço à minha disposição, vario as frentes e aumento a área de contato do meu corpo com o solo. Feito isso, pergunto que recorte faz a partir dele em mim. Paulo salienta o fluxo e a intimidade com o chão, que ele não tem. Sente-se muito duro e com o corpo travado.

Então inicia sua experiência no espaço maior. Percebo que escapa dos limites do espaço, ou seja, eu aumento o espaço e ele perfura o que foi reservado para ele. Comento que não está cabendo, embora o espaço seja maior que o anterior, no qual ele coube. Paulo brinca e comenta que gente é assim, libera um pouco e pronto, já quer tudo e um pouco mais. Ri do jeito como falou e das suas expressões debochadas. Continua o exercício e fura as barreiras, colocando todo o comprimento das pernas para fora do limite. Nesse momento, a fala me escapa: "Furou o útero da mãe", digo brincando. Ele, prontamente, confere importância às minhas palavras e diz que mãe é um problema, estando esse assunto em pauta na sua terapia. Repete mais algumas vezes os movimentos, sempre ocupando o fora, incapaz de se manter dentro. Fica claro que ele se desloca com dificuldade e não sabe conter-se e expandir-se com a finalidade de ocupar e a respeitar o espaço.

Proponho utilizarmos outro instrumento de aprendizagem. Peço que realize, em uma folha de sulfite, uma ilustração do movimento que fizera, não importando a beleza da imagem, e sim que comunique o que sentiu ou fez. Ele aceita (Foto 8).

Diante do seu desenho, comenta que havia disformado o movimento, dividindo-o em três partes. Pergunto como, e ele se refere aos traços, que representam, cada um, uma parte do movimento. Entendo e comento essa relação de continente e conteúdo, e que seu desenho indica claramente uma parte dentro da outra. Buscamos identificar cada linha e o gesto correspondente, o que não é difícil e comum aos dois.

Olhando a imagem, Paulo não sabe bem como a mãe aparece, mas percebe que precisamos de contenção. Acredita que sua mãe não o tenha contido, pois ora o soltava, ora era só autoridade. Faltava regulagem para soltar sem abandonar, para dar limites sem espremer. Agora, reflete que sua mulher está praticando essa con-

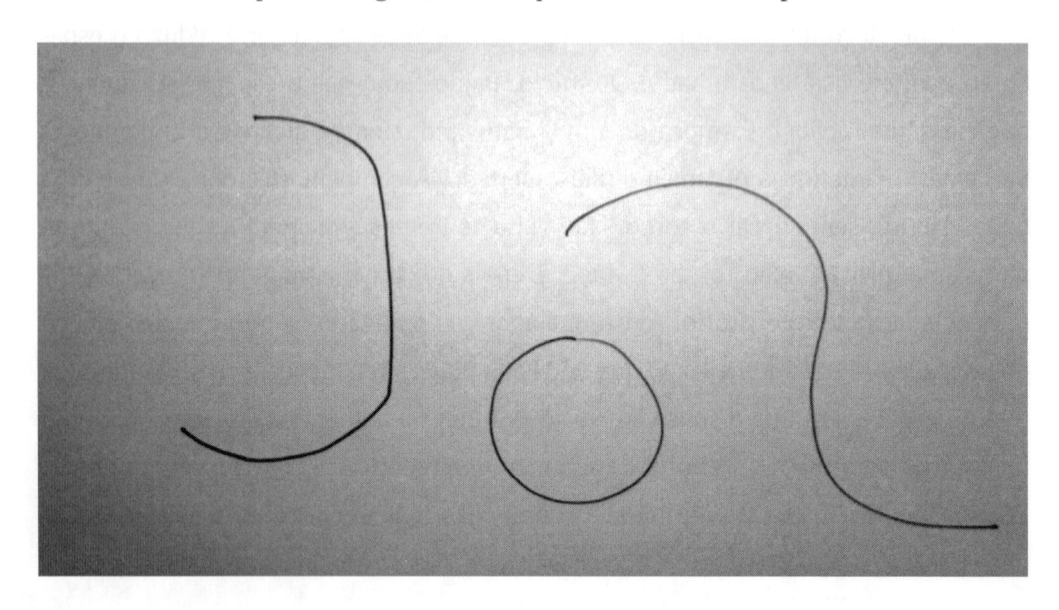

Foto 8

tenção com seu filho e como ele, Paulo, precisa aprender a ocupar um espaço no sentido experimentado ali, ocupando e cabendo.

Em pé, afirmo sua densidade ao chegar e pergunto como se sente agora. Ele observa a diferença, um corpo mais leve e longo. Refinou a percepção e o reconhecimento de si. Quando fala, sabe muito bem o que está dizendo.

Rosa

Rosa procurou-me com a intenção de devolver vida ao próprio corpo. Sente estar sem lugar, apertada e triste. Seu encaminhamento não se restringe a um corpo físico que dói. Busca uma terapia na qual os corpos físico e emocional estejam incluídos.

Rosa tem um corpo fino, elástico, ágil, miúdo. Pescoço longo e cintura fina. Coluna retificada e peito empinado. Olhar atento, amorosa, receptiva e disponível para o atendimento. Em pé, mantém o peso centralizado nos pés. Chama a atenção a presença dos joelhos e do pescoço estendidos, bem como do peito endurecido.

Ela entra na sala um pouco antes de mim, senta-se no chão e me espera. Quando me sento diante dela, ela se queixa da difícil tarefa da comunicação no campo emocional e da sensação de estar sem lugar. Tem permanecido muito triste e com dificuldade de comunicar suas necessidades. Seu parceiro reclama que às vezes ela pede para ficar só e depois diz que ele não é companheiro.

Escuto-a e oriento-me para uma experimentação. Aguardo uma brecha e interrompo a sua fala perguntando se podemos fazer uma experiência. Ela aceita e é orientada a realizar um movimento simples partindo de uma orientação simples. Ao fazer um exercício, a pessoa expressa, na forma particular de agir, uma afetividade escondida.

A orientação, apenas verbal, é para que fique em pé, dê um passo e pare; dê outro passo e pare – e assim sucessivamente. Trata-se de uma paciente que estabelece comigo uma relação bastante colaborativa. Arrisco-me no ambiente, confiando em sua participação e no encontro. Ela inicia o movimento enquanto observo e capto seus gestos, expressões, olhares e posição de seu corpo e sua cabeça, bem como a relação entre tudo isso.

Procuro os aspectos subjetivos que se apresentam com o movimento proposto. Esses fatos marcam o movimento de forma única e, quando narrados, para a pessoa ou pela pessoa, geram um inevitável deslocamento e a possibilidade de apropriação e manejo por parte dela. Estamos reconhecendo como faz o que faz no macro em um gesto simples. Reconfirmamos os aspectos singulares que acompanham aquela ação, buscamos a presença do sujeito individualizando seus gestos e movimentos.

Confio que vou captar essa presença e me nortear por essas respostas vivas que o sujeito-agente-sujeito expressa no ambiente, estabelecendo um canal de comunicação. Arrisco sair do controle do sabido e dou lugar ao não dito. Acompanho o sujeito e sou afetada por ele, garantindo um campo de transmissão de forças que favorece nossa comunicação.

Nesse momento, observo que ela anda com o corpo duro e reto, cabeça erguida, e, às vezes, mostra uma dúvida, um corpo que parece não saber se o que faz corresponde à maneira como deve ser feito. Rosa caminha por um tempo e peço que pare. Narro as minhas impressões e faço perguntas sobre o vivido: como foi? Ficou em dúvida sobre o que tinha de fazer?

Ela concorda com a minha percepção e acrescenta que não entende por que o certo permanece como necessidade de resposta; sente-se estranha e um pouco assustada com esse assunto. Questiono como percebi sua dúvida, e ela narra sua forma de fazer o movimento: gestos incertos e meio desorientados. Além de pensar todo o tempo: "Será que é isso que devo fazer?"

Afirmo que fez o que pedi, restringindo-se minha orientação ao feito. De onde veio sua dúvida? Afinal, pedi um movimento simples. Nesse momento, testo os limites do nosso diálogo, para seguir/não seguir com as experiências. Seus modos de me acompanhar/não acompanhar indicam os cuidados que devo ter para manter a experimentação e as experiências em um nível funcional. Caso ela não me acompanhe, entendo estar estabelecido o limite para não prosseguir com a experiência. Minha pergunta diante do "estranho" pode surpreender, provocando o sujeito, que talvez responda com uma emoção: raiva, medo, tristeza, alegria, nojo. Contornarei tal expressão tentando torná-la consciente, dando uma borda para essa expressão de si.

Estamos reconhecendo e problematizando o seu como faz o que faz, suas marcas impressas na ação. Peço que repita o movimento após nossa conversa. Observo que agora este é mais livre e, apesar de um caminhar dançante, seu passo é equilibrado. Então aparece um sorriso: o movimento aparenta ter ficado mais gostoso e divertido; na sequência, Rosa abaixa a cabeça, como que acanhada.

Ao finalizar, dentro do espaço oferecido para o movimento, pergunto como foi, e ela afirma que se soltou um pouco. Pergunto: o que aparece? Peço para mostrar o que vi nos dois momentos e realizo os movimentos tentando repetir o que vi. Ela narra como se viu em mim: no primeiro momento, estava dura e titubeante, com certo medo de errar; no segundo, estava mais solta e apareceu a vergonha – ilustrada na cabeça e no olhar, que se dirigem para baixo. Ao ver-me fazer o movimento, tendo-a como referência, faz todo sentido. Questiona-se sobre como isso aconteceu com ela. Por que se ocupar de fazer o correto e estar sempre certa quando o pedido de movimento não incluía nada mais do que um passo e uma parada? E o acanhamento diante do divertido?

Em seguida, peço licença para andar junto com ela, colada atrás dela. Percebemos como tudo muda. Rosa experimenta um impacto em todo o corpo: ação, pensamento e sensação. Sinto e observo que sente dificuldade de se deslocar, tende a esperar por mim.

Depois, ela faz o mesmo comigo, e percebemos que foi mais fácil para ela me localizar e antecipar meus gestos. Está atenta ao outro e se organiza no sentido de acertar para o outro.

A cada mudança de posição e ação, vamos reconhecendo como fez o que fez, como sentiu o que fez, como fez com aquilo que sentiu.

Vou ampliando as experiências aos poucos e recebendo da própria pessoa o limite para continuar ou graduar a intensidade da experimentação. A cada ação cabe uma fala que compartilha as captações, e Rosa colabora totalmente com seu processo, ajudando-me a gerar novas experiências para ela, ali juntas. Crio situações partindo dela própria.

Ao compartilhar que se movimenta melhor a partir do outro que a partir de si, sinto que aparece um susto, uma expressão de medo diante de uma situação sem saída, diante da conscientização de um comportamento. Pergunto como se sente e resolvo parar de experimentar e deixá-la se organizar com o que já tem. Sentamos no chão frente a frente.

Nesse caso, operar a forma passa pela fala compartilhada com base na experiência concreta. Não interpreto, apenas considero com ela a sua ação, e, nesse momento, ela faz suas associações, alimentando-se da própria experiência. Tentamos localizar a ação e os vários corpos das ações. Vamos reconhecendo que corpo se relaciona melhor com que ação, com que ambiente e com que situação. Retomamos a conversa inicial e ela se orienta para novas possibilidades de ação e comportamento. A ideia é desmanchar o próprio modelo idealizado; assim, ela vai se acalmando e saindo do susto, da sensação de impotência diante da impossibilidade de escolher. Acompanho e confirmo o percurso. Finalizamos em pé.

João

João, 68 anos, elegante, procura-me com graves dores no pescoço e pequenas dores diversas espalhadas pelo corpo. Tem problemas pulmonares e lesão antiga da musculatura do ombro. Nesse caso, quer tratamento fisioterápico e, pela indicação, sabe que a fisioterapia ali aplicada difere da tradicional. Não uso aparelhos elétricos nem mesas comuns à fisioterapia clássica, tampouco pratico uma ginástica localizada.

Nesse dia, pretendo que ele perceba melhor sua forma. Ativo sua propriocepção, interocepção e exterocepção, pois é comum que eu o veja de modo diverso de como ele se sente. Tem grande dificuldade de variar o tônus e deixar que o corpo ceda no chão ou na minha mão, mas, sobretudo, não consegue perceber que tem essa dificuldade. Trabalho com um corpo que fala pouco, precisa sentir primeiro para, só então, estabelecer relações que organizem a direção da ação.

Em pé, pergunto como ele está. Tudo certo, diz. Tento ir para a distribuição de peso e as assimetrias. Tudo certinho, repete. O que será tudo certo? Tento informar o que vejo. Suas impressões iniciais serão mantidas quando questionadas e, somente pela visão de si pode concordar comigo que o que percebe não é exatamente o que vê.

Sentado sobre uma bola grande, seu corpo desaba. Enrola o tronco para a frente, mas jogando o peso para trás e para baixo. Trabalho um pouco nos ombros e no pescoço, tentando alinhar o eixo corporal. Tenho sucesso: percebo que os tecidos tocados cedem e os espaços interarticulares se ampliam. Porém, seu corpo desabado certamente vai achatar a forma e devolver densidade para a região. Do ponto de vista musculoesquelético, sem a presença viva dos pés e das pernas, a força dos ombros e do pescoço se ocupa em sustentar a verticalidade desse corpo.

Afasto-me um pouco e pergunto a João se percebe como está sentado. Ele reconhece a forma desabada, pois já estamos trabalhando nisso há algum tempo. Peço que pressione os pés contra o chão, apenas isso. Peço que não aja de cima para baixo, mas de baixo para cima. Ao tentar pressionar os pés, sente dificuldade de fazer força e de mantê-la. Ele repete o exercício algumas vezes, e peço que perceba como o restante do corpo é atingido pela ação dos pés. Ele narra ao mesmo tempo que faz: "Meus pés apertam o chão e os músculos da perna, da coxa e do abdômen ficam mais firmes". Pergunto se é maior a presença dessas partes. Ele continua: "Sim, sinto mais a existência dessas partes". Pergunto: o que mais ele percebe? Como minhas perguntas estão sendo bem recebidas, chamo a atenção para a relação da pressão nos pés e o tronco. Ele continua: "Além disso, meu corpo avança mais reto quando aperto o chão e recua quando solto a pressão. Meu corpo todo responde à ação dos pés".

Assim, buscando estimular tais percepções, peço permissão para projetar as ações. Sento em uma bola e mostro o que vejo: como ficam a cabeça e a bacia ao sentar sem a pressão dos pés. Nota-se que o pescoço pode doer ao manter aquela posição, que os ombros ficam enrolados e a barriga, solta. Sentado dessa forma quase o dia todo, concordamos, os abdominais, como exercício, não adiantam, pois desconsideram a posição do agente-sujeito ao longo do dia – por isso, só serão eficientes se repetidos centenas de vezes por dia, servindo para poucos. Além disso, quase sempre são realizados em desconexão com as partes corporais. A conexão não é mecânica: acontece quando o sujeito percebe a relação das partes, percebe essa ponte, esses "entres" as partes que são canais para a passagem da excitação, vitalizando o sujeito e formando mais corpo.

Notamos que, por causa dos problemas respiratórios, dependendo da quantidade de força nos pés, ele tende a alterar a respiração. Isso não é bom. Então, iniciamos nossa experiência, uma ação – mais, menos, mais, mais, menos, mais – de força e pressão dos pés contra o chão e consequente posicionamento do tronco que não atrapalha a respiração nem cansa as pernas. Dessa forma, a própria pessoa vai testando, aos poucos, as variações na aplicação de força que a ajude a chegar à melhor posição possível sentada. Estou sempre atenta aos sinais: gestos, expressões, respiração. Não corrijo o indivíduo, apenas: eu o ajudo e acompanho.

Em seguida, João se deita na maca; massageio seus pés procurando uma forma que favoreça a aplicação de força que trabalhamos anteriormente. Nesse momento, utilizo o conceito de unidades motoras desenvolvido pelo Método Coordenação Motora. Ao finalizar o toque em um pé, pergunto sobre suas percepções, no local e no restante do corpo. Ele relaciona o pé massageado com outras partes do corpo e outras qualidades de tônus. Percebe as diferenças entre os lados direito e esquerdo. Prossigo com o outro pé e novas percepções.

De modo complexo, notamos que as fases reconhecer, problematizar, operar a forma e simultaneidade estão presentes, uma dentro da outra, em maior e menor profundidade e extensão, dependendo das possibilidades do atendimento.

Finalizamos em pé, com João visivelmente mais alto e fino – e, segundo ele, mais leve, alto, solto. Uma posição em pé visível e perceptivamente mais econômica.

Grupo de pessoas 1

Apresento acontecimentos gerados durante uma aula em grupo para pessoas que se interessam em aprender mais sobre o Método Corpo Intenção. Os diálogos foram retirados de filme feito durante nossa quinta aula. O grupo é formado por 16 pessoas de profissões heterogêneas: fisioterapeutas, psicólogos, professores, educadores físicos, iogue, ecóloga, empresária, bióloga. Minha intenção é favorecer a instalação de um campo de percepções corporais e suas orientações. Vamos reconhecer as forças de atração e repulsão e as pressões que afetam o corpo. Esses acontecimentos acompanham e definem a instabilidade e a impermanência da vida. Diante disso, é inevitável reconhecer os afetos que advêm dessa experiência.

Como se manter sensível diante de tantos acontecimentos nem sempre fáceis de vivenciar? Qual é a capacidade que cada um tem de captar-se e captar os outros? Qual é a capacidade que cada um tem de orientar-se a partir de si mesmo? Qual é a experiência possível?

O *movimento tátil* favorece a percepção do gesto e suas relações e, por meio de um trajeto neuromotor, faz-se a conexão entre cérebro e corpo. Por meio desse encontro, o sujeito pode se conectar com um momento muitas vezes pré-verbal, da infância. Acompanhemos a seguir essas reações nas experiências relatadas por alguns alunos.

Atividade

No início da aula, eu havia proposto uma experiência em pé, acompanhando e reconhecendo a posição e os modos de cada um estar em pé. A experiência foi compartilhada e seguimos para outra *experimenta-ação*, apresentada em forma de diálogo:

Denise: "Cada um, nessa posição em pé, percebe de qual base está partindo, como seus pés se posicionam no chão? Estão mais juntos, mais separados? Não altere nada, perceba apenas".

Aguardo um tempo e pergunto: "De qual base estão partindo?"

Proponho uma alteração com base no que foi percebido: caso sintam que os pés estão mais abertos, fechem-nos, e vice versa. Apenas isso.

"Vocês podem explorar o gesto repetidas vezes. Ao alterá-lo, o que acontece com vocês? Percebem que seu corpo responde a essa alteração? Não se prendam a respostas prontas, deixem a experiência seguir seu fluxo. O que emerge?"

Aguardo a experimentação e, ao mesmo tempo, acompanho expressões e gestos relacionados ao movimento proposto. É importante salientar que o movimento voluntário sempre é acompanhado de movimentos involuntários, em geral não percebidos pela pessoa. Fico atenta. Espero. "Vamos compartilhar? O que percebem?"

L.: "Quando fechei bem os pés, minha base não era tão larga, mas iniciei fechando mais (repete o movimento com as pernas). Ao fechar os pés, estreitando mais a base, comecei a oscilar como um passarinho no fio (mostra o movimento com as mãos). Como um passarinho no fio quando está ventando! Essa sensação foi nítida!"

Denise: "Vem algum afeto?"

L.: "Ah, não dei conta! Me sinto balançando sem parar, instável. E quero muito abrir as pernas. Ao abrir (mostra uma abertura total), rapidamente, meu corpo afundou todo".

Denise: "Você percebeu que, ao estreitar a base, faz uma ação acompanhando as pernas? Enquanto estava se sentindo como o passarinho no fio, instável, você fez uma ação, percebeu?"

L.: "Eu abri os pés. Alarguei".

Denise: "Antes de abrir as pernas. Você faz uma ação enquanto vive a experiência dos pés ainda juntos".

L.: "Não percebi!"

Denise: "Você juntou as mãos, apertando-as contra o corpo, assim (mostro o gesto). Faz sentido pra você?"

L.: "Sim, é verdade. Coloquei as mãos assim, como você mostrou, mas não tinha percebido".

Denise: "Parece que você ajusta as mãos para viver essa experiência de instabilidade? O que acha?"

L.: "Sim, segurei as mãos, me apertando, e não tinha percebido".

Denise: "E ao abrir as pernas, o que percebe?"

L.: "Abri e afundei. Empacotei e adensei (mostra os movimentos de modo engraçado, pernas muito abertas, pescoço atarracado, queixo retraído). Daí eu voltei para as pernas do início, para o começo, estava melhor do meu jeito inicial. Estava bom aqui!" (risos)

A.: "Denise, adorei a experiência! Já posso ir embora! Sempre tenho conforto assim, com as pernas abertas, grande, forte e poderosa (repete os gestos enquanto fala). Daí eu juntei as pernas e fiquei pequenininha. Voltei para minha infância, para a escola. Quando fechei os pés, me veio uma lembrança muito forte, me vi na escola, pequena. Nunca mais me senti assim, muito bacana. Gente, eu vou chorar! Muito legal!" (chora)

Denise: "Pode chorar. Fique um pouco nessa sensação. Receba a pequenininha. Como é bom estar aí!"

A.: "Ai, Denise, adorei essa experiência! Fazia tempo que não me sentia assim! Pareço uma louca, gente, desculpa! Me senti com uma roupinha de colégio (chorando), frágil, uma menininha, uma menininha! Não um meninão!"

Denise: "Por que não pode ser pequena? Isso está sendo tão bom!"

A.: "Não sei, não sei! É verdade! Nunca mais me senti assim (tira uma blusa). Deu até calor!"

Denise: "Veja a produção de calor. Seu corpo a orienta para uma forma menor, para a exploração de outra direção".

A.: "É verdade! Estou cansada de ser grande! Nunca mais fiquei assim, de pés juntos".

Denise: “Você está produzindo calor diante dessa A. pequena. Será esse o pedido?”

A.: “É verdade. É bom me sentir assim, pequena (permanece com as pernas fechadas). É bom!”

Denise: Observem as diferenças de orientação para a L. e para a A. Uma com o pedido de mais largura e a outra, de mais ajuste, estreitamento. São as intenções de cada corpo. Não é nem melhor nem pior, nem certo nem errado, são orientações específicas para cada uma.

M.: “Nossa, foi muito impressionante! Mexeu comigo de um jeito que eu não podia imaginar! Minha tendência é mais fechada (mostra o gesto de fechar as pernas), daí quando eu abri (mostra o movimento de abrir as pernas) me deu uma angústia (mão apertando o peito), não sei como explicar, uma vontade... Eu não conseguia ficar na posição. E pensava: por que estou assim? Preciso ficar aqui! Não consegui entender!”

Denise: “Isso assusta, certo?”

M.: “É. Daí eu fechei tudo e me deu um alívio! Então eu ri, me veio na cabeça que tem que ver com essa coisa (gestos de aproximação das mãos). Tem que ver com encolher, fechar, esconder, sei lá.”

Denise: “Do que você está falando? Olhe para mim. Como você me vê aqui e aqui (mostro-me com as pernas fechadas e abertas)? Que recorte você faz me vendo dessas formas? Que recorte você faz quando me vê assim (pernas mais abertas)?”

M.: “Mais tranquila, mais à vontade, ocupando espaço!”

Denise: “Isso! Ocupando! Essa é a sua questão. Aqui ocupo bem pouquinho e aqui ocupo mais espaço”.

M.: “Impressionante! É o oposto da A. e também uma orientação diferente da L”.

Denise: “É sempre assim, cada um com a sua orientação!”

C.: “Engraçado, quando eu abri a perna – também tendo a ficar com as pernas fechadas –, eu me senti superconfortável e pensei: mas assim está muito feio! Daí eu fechei totalmente e senti muita instabilidade, não deu apoio suficiente” (rindo).

Denise: “Vamos observando como os tecidos são diferentes. A C. pôde viver essa experiência. A M. não podia, foi impossível permanecer na experiência daquela forma. A C. vai testando e se ajustando, pode viver essa experiência. A M. com seus tecidos e a C. com os tecidos dela. A M. vai vivendo essa experiência com os seus tecidos, não dava pra ficar, tinha de sair. É isso, precisa ir experimentando aos poucos.

M.: (choro contido)

Denise: "Isso! Você só pode viver bem uma experiência se entender isso. Vamos tentar achar o modo como dá pra ficar. O jeito que coloca você diante do possível. Nem tão incômodo, nem tão igual. Qual é a experiência possível? Vamos fazer a experiência junto com ela! Estamos acompanhando você! Essa experiência pode ir para a vida. Você pode explorar essa posição das pernas como recurso para ocupar o espaço.

Experimentar o possível, ficar assim (pernas mais abertas) é demais. Dessa forma fica na 'tarefa' de corrigir e não trabalha a regulagem. Vamos experimentar a base que incomoda muito, a conhecida e a possível".

M.: "Assim é ok, fácil".

Denise: "Abre um pouco, e agora?"

M.: "Aqui já começa a incomodar..."

Denise: "Vá testando, um pouco mais, um pouco menos. De dentro da sua experiência. Não é uma ordem minha, é você tentando perceber qual é a experiência possível".

M.: "Aqui é possível!"

Denise: "Jogar com esse gesto, na vida, pode promover alterações em camadas. No comportamento, no sentimento, na ocupação do espaço, nas relações".

Continuamos conversando sobre a experiência, estabelecendo questões e aprendendo com os acontecimentos. Aprende-se experimentando e recebendo a camada que emergir no ambiente, naquele dia. Foi uma aula muito nutritiva.

Grupo de pessoas 2

Esse diálogo faz parte de uma das aulas destinadas ao aprendizado sobre o Método Corpo Intenção. Elas são filmadas para ser apresentadas ao próprio grupo, possibilitando outros recortes do simultâneo. A seguir, um recorte da aula.

Nesse dia, peço gestos simples tendo como bastidor a motilidade intrauterina do bebê, na qual o feto já pratica pequenos gestos estendendo ou flexionando determinada parte do corpo e, assim, aciona todo o organismo. Aqui, porém, esse gesto é exercido em pé, em outro ambiente e mediante a ação da gravidade. Peço pequenas ações e, ao mesmo tempo, proponho que as pessoas se recebam e percebam as relações que se estabelecem. Nessa experimentação relatada, uma das alunas se encontra com uma lembrança muito antiga e, na aula seguinte, traz uma foto que revela algo do passado relembrado na experiência do presente. Uma lembrança inesperada que compreende um medo e define um sentido para os cuidados com uma "doença".

Diálogo

Denise: "Todos em pé, experimentem a base. Como estão em pé? Vamos fazer um movimento voluntário com os pés, e, de início, manter-nos nessa ação. Ao mesmo tempo, vamos manter as mãos frente a frente, de forma leve e descontraída. Vamos abrir e fechar as pernas. Apenas isso. Uma ação voluntária pode mover, involuntariamente, outra parte do corpo. Como tal ação no pé afeta as mãos? Como afeta sua cabeça? O movimento em determinada parte do corpo impacta suas outras partes. Você percebe a relação das partes? Vamos trocar o agente, agora a cabeça desce e sobe, lentamente, repetidas vezes. O que acontece com o restante do corpo? Agora o agente são os joelhos. Dobre e estique os joelhos devagar. O que acontece? Experimentem, explorem, percebam! Cada parte movida voluntariamente afeta outra parte do corpo de forma involuntária, quer você perceba ou não. Vamos avançar um pé e recuar, só isso. Como você faz isso? Experimente. Então, escolha uma dessas ações e repita-a várias vezes. Perceba o gesto e as relações que se estabelecem. Talvez você note outro movimento, uma imagem, um pensamento, uma lembrança, um sentimento. Deixe-os livres! E então, vamos compartilhar?"

L.: "Tenho um joelho que crepita e não gosto dele (o grupo ri). Me irrita! Ouço o barulho, não dói, mas me irrita".

Denise: "O que você acha que é?"

L.: "Artrose me dá medo. Quando coloco o pé esquerdo para a frente, sinto que eu seguro aqui (coloca as mãos no queixo, peito e pescoço), tenho medo, trava (mostra o queixo e pescoço recuados). Se tento soltar essas partes, o joelho falseia, falha! Daí eu seguro, dá medo! Só com o pé [esquerdo] na frente isso acontece. Então me veio uma imagem de quando eu era pequenininha, morava na fazenda, quando todo mundo falava que um pé do sapato escapava (sorrisos), que eu andava com um pé calçado e o outro sem calçar. Tem foto disso, eu arrastando o sapato, só um pé. Será que é essa perna? Por que aquele pé escapava? Todo mundo brinca comigo, até hoje, em casa. Por que eu tenho tanto medo que o joelho falseie? Muito medo, um buraco aqui dentro (mãos no peito). Não sei qual é o pé, será que são esse pé e esse joelho [esquerdo]?"

Denise: "Se você tem fotos, pode conferir. Você se lembra de arrastar o sapato ou as pessoas lhe contam?"

L.: "As pessoas me contavam, eu não lembrava. Eu era pequena! Mas agora veio essa imagem. Junto com o medo veio a imagem do pé que arrasta o sapato. O peito e a boca ficam duros".

Denise: "Então, deslocando a perna para a frente e para trás, você sente seu joelho e percebe a relação com o pescoço e o peito; vêm o medo e, em seguida, a imagem da menina que arrasta um sapato. Quando tenta soltar o pescoço, percebe que o joelho falseia. Mas você não se lembra desse acontecimento... Você tem uma imagem?"

L.: "O joelho e um buraco aqui dentro (mostra o peito)!"

Denise: "Tem uma história. Esse joelho, na ação, conta uma história, não é só uma doença, um defeito. Não é simplesmente uma artrose. Você pode, partindo da percepção do medo na relação com a crepitação e o pé que arrasta, descobrir um manejo que retarde o envelhecimento desse joelho. São camadas próprias contando uma história".

M.: "Pode ser uma fragilidade que, de pequenininha, já aparecia?"

Denise: "Essa fragilidade não necessariamente acometia os tecidos ósseos, ela não tinha artrose quando pequena".

M.: "Pensando assim, não pode ter algo na estrutura física?"

Denise: "Sim, poderia haver questões físicas, mas como ela percebeu isso, como experimentou esses sinais biológicos, quais foram suas representações?"

L.: "Sou fisioterapeuta, venho trabalhando isso há um tempo. Digo mentalmente que vou corrigir, que está errado. Trabalho essa correção. Hoje, me dei conta do que me assusta: falsear o joelho. Nunca tinha percebido isso!"

Denise: "Precisamos saber qual é o sentido da palavra 'falsear'. O que isso quer dizer? O que é falsear o joelho para você?"

L.: "Escapar ao controle. Sabe quando alguém empurra, bate no seu joelho por trás? Percebo meu joelho e sinto medo. Então, percebo meu pescoço, minha boca e meu peito, e isso me assusta. Nesses lugares também está a trava do joelho".

Denise: "Escapar ao controle? Você está prestes a cair, é isso? Vamos cuidar só da artrose ou vamos cuidar, também, das afetações diante da sensação de cair? Esse sentimento pode impedir o trânsito? Como seus tecidos respondem? O que é a queda para você? Se adensar a musculatura, pode impactar a articulação do joelho e acelerar o processo de envelhecimento. Se travar o joelho, provocará desgaste articular".

L.: "Eu fico pensando em corrigir e no fim eu travo o joelho!"

Denise: "Esse diálogo em camadas vai favorecer melhoras. Não é cura, é ajuste! Relação entre camadas – emocional, óssea, neural, cognitiva. Vejo o falsear como uma possibilidade de afrouxar para deixar de carregar. Não como queda, mas talvez como "deixar o sapatinho cair", semelhante aos contos de fadas. O que será que a menininha entendia daquilo? E hoje? Como desacelerar a artrose diante da permanência da trava articular?"

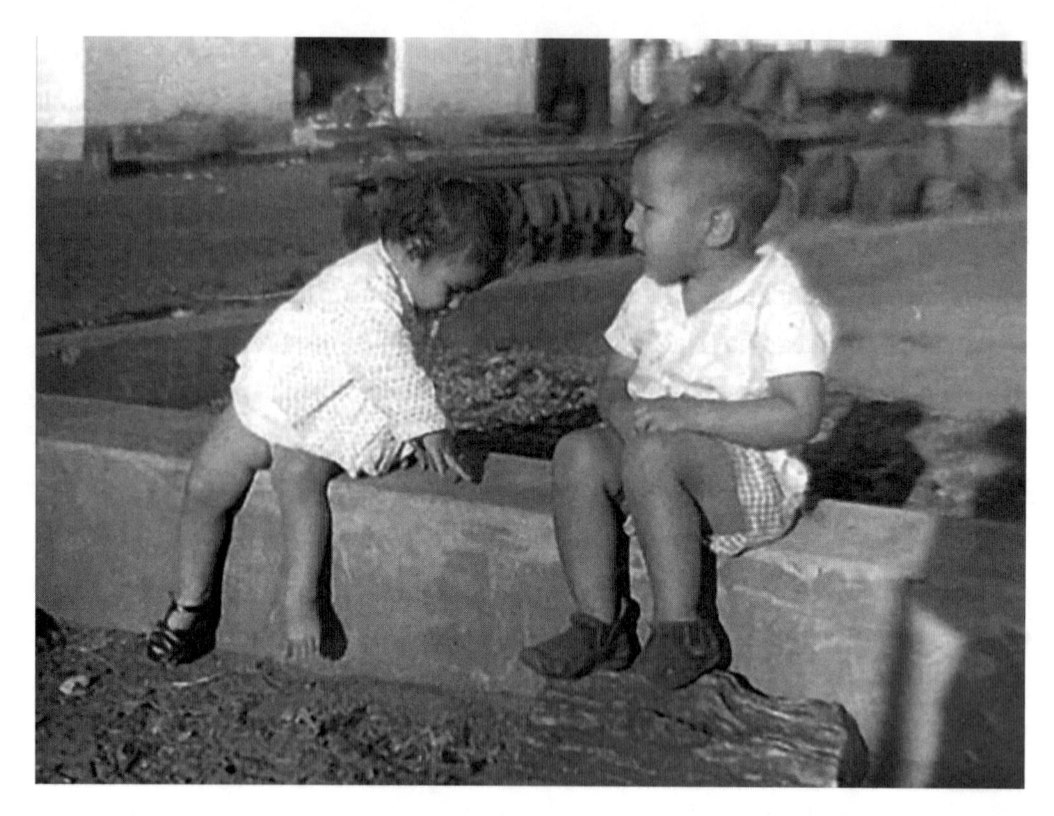

Foto 9

Na aula seguinte, L. trouxe a Foto 9, na qual confirmamos o pé que arrastava o sapato: era o mesmo da experiência, o esquerdo. Hoje, ela organiza os cuidados em relação a esse joelho não mais com o objetivo soberano de correção e pode integrar uma parte que estava excluída das suas percepções, ampliando seu domínio corporal.

6.
Reflexões incompletas

A questão da primeira infância, do corpo físico de um bebê e de suas ações reflexas e involuntárias – herança carregada de possibilidades para o bebê e de intencionalidade para o adulto que o acompanha – orientaram minhas reflexões. Essa interlocução entre possibilidade e intenção instala as primeiras questões que, a seguir, definem o Método Corpo Intenção.

É a herança que põe o corpo do bebê em ação e nos dirige, pais, cuidadores e educadores, para possibilidades e acontecimentos ao longo do tempo e do espaço. Essas mesmas ações do bebê, porém, quando nomeadas e estimuladas precocemente, podem produzir ambientes hostis e formatadores de corpos. Tais ações herdadas – motilidades, reflexos, gestos e expressões – são possibilidades de caminhos que o bebê vai mapear e das quais vai se apropriar ao longo do seu desenvolvimento, no seu próprio tempo e com a ajuda dos pais. Quando aceleradas, atropelam e desgastam a própria herança que constitui recurso facilitador para o desenvolvimento do agente e sujeito em formação.

O Método Corpo Intenção propõe etapas – reconhecer, problematizar, operar a forma e simultaneidade – que acompanham o indivíduo em seus processos, em andamento ou interrompidos, facilitando o acompanhamento do sujeito-agente e a instalação de um ambiente de aprendizados sobre si mesmo, acomodando a herança e facilitando conquistas.

A Terapia Alfacorporal instala um campo de experiências corporais, oferece tempo e espaço para as *experimenta-ações* e o estímulo para cartografar tais experiências. Dessa forma, a terapia auxilia a reconfiguração dos ambientes corporais que foram desconsiderados no processo de desenvolvimento do agente em si e, com base nessa intimidade com os próprios caminhos neuromotores, faciais, musculares, ósseos, viscerais e hormonais, esses ambientes podem se recuperar e reconstruir caminhos para o sujeito em si.

Nesse território de ações, percepções, ajustes, pensamentos, sentimentos e sensações, são ativados mais sentimentos, sensibilidade e orientações de um corpo vivo. Para que esse ambiente de *experimenta-ações* se transforme em recurso próprio do paciente, o sujeito em si deve se manter presente, a fim de conhecer a si mesmo e de encaminhar-se para ações específicas que levem ao próprio amadurecimento. Tais ações são reconhecidas e problematizadas dentro da própria experiência, estimulando o sujeito-agente-sujeito a conquistar e sustentar a melhor forma possível a fim de responder aos acontecimentos atuais.

O Método Corpo Intenção é um instrumento para a aprendizagem que favorece o desenvolvimento humano por meio da capacidade própria de aprender. No espaço terapêutico, método e técnica pretendem instalar um ambiente de experimentações corporais concretas que auxiliam o sujeito-agente a gerenciar a própria vida diante dos acontecimentos, emirjam estes ao acaso e/ou determinados, estejam ele em andamento e/ou interrompidos. Nesse modo de atender, o sujeito-agente orienta o terapeuta que orienta o sujeito-agente, em um fluxo contínuo que agita tanto o cuidador como o cuidado.

Partindo da diferenciação e do encontro entre o agente e o sujeito em si, das experimentações corporais concretas propostas pela Técnica de Alfabetização Corporal e do sistema de orientação contido no Método Corpo Intenção, terapeuta e paciente tentam lidar melhor com o "estranho em si", com os desequilíbrios e os descontroles de uma existência transitória.

Quando o sujeito percebe que, ao fazer uma ação voluntária, por menor que seja, dispara ações involuntárias, portanto incontroláveis, encontra-se com a fragilidade da vida. Quando o sujeito e o agente em si se instalam na tentativa de controlar os acontecimentos, seja fora, seja dentro de si, a dupla sujeito-agente se desfaz e a pessoa pode se distanciar dos acontecimentos de um dos ambientes. A tentativa de controlar o ambiente externo afasta o agente do próprio ambiente interno. A tentativa de controlar o ambiente interno afasta o sujeito dos acontecimentos externos. A simultaneidade dos acontecimentos não permite controlar o que vai acontecer nem o que está acontecendo. Podemos, talvez, manejar os acontecimentos com respostas vivas; a resposta dada é a resposta possível.

A questão principal é a falta de controle sobre a simultaneidade dos acontecimentos. Estes, disparados diante de qualquer ação que se pratica ou é praticada pelo outro da relação, são acompanhados de respostas várias e involuntárias, gerando necessariamente o descontrole. Para o trânsito entre os dois mundos, interno e externo, será necessário que o sujeito-agente aceite esse descontrole e acompanhe os acontecimentos nos dois ambientes. Desativar o controle habitual e aceitar o descontrole/controle/descontrole colaboram enormemente com o aprendizado e possibilitam respostas vivas mais ágeis e adaptadas ao acontecimento, também vivo.

Por meio das experiências corporais propostas durante a terapia, vamos reconhecendo essa impermanência de dentro da própria experiência concreta e seguimos respeitando a herança e batalhando pelas conquistas. O controle/descontrole sobre a simultaneidade dos acontecimentos é uma questão existencial que permeia as ações/não ações do "homem em pé" na sua expressão mais adulta de ser humano.

O corpo humano é animado, entre tantos, por desejos, necessidades, direitos. E, por meio da sensibilidade garantida na presença de si durante os acontecimentos, segue orientando o próprio sujeito-agente. O sujeito em si, sensível, percebe aquilo que experimenta; o agente em si, sensibilizado, age na direção do que percebe; e a dupla sujeito-agente se relaciona com os acontecimentos que, vivos, seguem impermanentes. Desse modo, diante da impermanência do vivo, os desejos, as necessidades e os direitos se renovam e, nesse sentido, o sujeito-agente segue com as alegrias da conquista e as frustrações da perda.

Quando a sensibilidade e a percepção do próprio corpo nos encaminham para um novo e estranho em si, esse corpo tem a possibilidade de conquistar um novo conhecimento e uma nova repetição. Esse modo, forma ou comportamento inédito confronta um modo de ser e fazer que permanece e tem forma garantida na repetição. É chegada a hora de mudanças, seja pela ineficiência do conhecido, seja pelo processo em andamento: o novo, o começo, o estranho em si, o vazio que se encerra em si e, ao mesmo tempo, se abre para preenchimentos.

É somente no vínculo, no encontro e na relação que vai se destacar, definir e diferenciar esse estranho em si, nomeando e integrando novos aspectos de si e novas ações geradoras de mais vitalidade. Cada novo começo de estranhamento abre o caminho ali presente; define uma possibilidade de passagem ali existente, na qual só se pode transitar quando o caminho é percebido. O vínculo e o encontro entre terapeuta e paciente, entre pais e filhos, entre professor e aluno conduz permitem ao sujeito-agente transitar pelo caminho que está ali, mas que ainda não reconhece, não sabe aonde nem por onde vai levar. Isso fica mais claro quando comparamos o reflexo de marcha do bebê com sua marcha real. O trajeto neuromotor está presente no reflexo, embora não garanta que o bebê aprenda a andar. Quero dizer que existe o caminho, mas o bebê precisa perceber e explorá-lo para desenvolver a capacidade de andar. Nesse ambiente formado entre o bebê e os pais, estes podem orientá-lo para a passagem que ele próprio desconhece.

O encontro entre terapeuta e paciente toca tanto um quanto o outro. Definir o Método Corpo Intenção foi uma exigência da prática, um exercício do agente--sujeito em mim. Ao estabelecer ações voluntárias sobre o corpo das pessoas que me procuravam, simultaneamente, eram disparadas respostas comportamentais que ativavam passagens para fluxos excitatórios interrompidos na vida do sujeito-agente em atendimento.

Sensibilizar o corpo físico desperta o sujeito em si que, sensível, desperta o agente em si. Essas respostas/ações, conscientes e inconscientes, voluntárias e involuntárias do sujeito-agente em atendimento disparavam respostas em mim, mantendo um fluxo vivo de acontecimentos. Meu modo de atender promovia um "ambiente formativo", mas eu ainda não sabia do que se tratava, só percebia algo "estranho", "curioso", repelente e atraente.

Hoje falo de "ambiente formativo", mas passei a compreendê-lo há pouco tempo; foi um saber conquistado perante uma necessidade que não cessava diante da curiosidade ao que me era estranho. Um saber conquistado a partir de experiências próprias acompanhadas em um "ambiente formativo". Uma ação sobre o agente provoca o sujeito em si, e lá estava eu com o desafio de também acompanhar esse sujeito. Como acompanhar esse sujeito que emerge no ambiente? "Quem" aparecia em mim para cuidar do "quem" que aparecia no outro?

Tendo no corpo físico minha porta de entrada para cuidar daqueles que me procuram, sigo sensibilizando esses corpos e, dessa forma direta, despertando o sujeito do corpo – que, por sua vez, me afeta se me mantenho presente e sensível. Nesse momento, desperta o sujeito em mim, uma vez que minhas mãos, respiração e emoção são, também, tocadas pelo sujeito-agente-sujeito em tratamento. Ambos, paciente e terapeuta, podemos amadurecer quando presentes e sensíveis ao acontecimento. Daí emerge outra questão: como permanecer sensível em ambientes hostis?

A experimentação de um corpo vivo pede tempo e espaço para entender a própria mobilidade. A oferta de consumo, de bens materiais ou até de experiências apressadas retira da experiência o tempo necessário para a imaginação, a criação, a informação.

As palavras que acompanham a experiência experimentada pelo sujeito--agente tentam acomodar o vivido. Assim, dão volume e contorno à experiência. Entre passivo ou ativo, no colo ou em pé, relaxado ou esforçado, em repouso ou em ação, depressa ou devagar; a falta dos "entres" na polaridade das palavras pode chapar a experiência. O sujeito, para ter lugar, precisa preencher-se de si mesmo nos "entres".

Escolhi chamar este capítulo de "Reflexões incompletas" porque esses "entres" serão preenchidos por cada sujeito e suas ações individuais e singulares. Novamente deparo com uma reflexão: como exercer a singularidade sem excluir o diferente? A exclusão é o fantasma que persegue o diferente em si e o diferente em grupo.

Keleman diz que o corpo é um processo no tempo; nesse modo de "olhar", sou orientada para a impermanência das formas e as consequentes mudanças vividas e acompanhadas pelo sujeito no trajeto do nascimento até a morte. Piret e Béziers nos ensinam a cuidar de um corpo e de seus movimentos nem pessoais, nem motivados; a ideia é buscar uma estruturação física econômica com base no movimento fundamental. Nesse caso, partindo desse modo de cuidar, encontro-me com a definição de um corpo com determinado padrão de funcionamento, estruturando-se de uma única e melhor forma e, partindo dela, reagindo da melhor maneira às leis da física. Penso em um corpo no espaço – não como algo estático, imóvel, pronto, mas como uma presença que sofre transformações e pressões externas tais quais outros objetos. São transformações e pressões que alteram o estado desse corpo, que também responde às leis da física. Refiro-me a um instrumento de si mesmo que pode envelhecer precocemente com o mau uso ou se conservar por mais tempo se utilizado de forma funcional. Reflito sobre um corpo e o agente em si, que, com suas formas/limites, animado/resiliente e indissociado do sujeito em si, pode, até certo ponto, se transformar agindo sobre si mesmo. Não são necessários pensar e falar para respirar; respiro e pronto, é herança do vivo. Essa transformação, ora independente, ora dependente do comando próprio, pode ser gerenciada acomodando esse corpo no tempo e no espaço. Denys-Struyf orienta-nos para um corpo que se equilibra a partir de um desequilíbrio único em momentos específicos, indicando um comportamento que, em constante mudança, ajusta o corpo processo, ou, diante de um comportamento padrão, engessa o corpo objeto.

O Método Força Dinâmica propõe que os tecidos musculares e esqueléticos são capazes de manter a permanência da melhor forma durante uma ação. Entendo que, se dirigirmos a atenção para o desenvolvimento do tecido musculoesquelético, isto é, o conjunto de músculos e ossos que vivem de fazer, resistir, exercer e desfazer pressão sobre si e sobre o mundo, necessitamos refletir também sobre o tempo de sustentação dessa forma. Refletir sobre o tempo de permanência da forma obtida pela camada musculoesquelética durante uma ação de longa duração, na qual esses mesmos tecidos deverão acomodar e sustentar as formas de outros tecidos corporais e a própria posição no espaço. Refletir sobre esse tempo, que, singular, pode orientar cuidador e cuidado para a impermanência da ação humana. Desse modo, problematizar o tempo da ação para o ambiente gerado pode colaborar para preservar e formar, ao mesmo tempo e no mesmo espaço, acomodando herança e conquista.

O agente e sujeito em si têm formas diferentes e, portanto, funções diversas. Nesse sentido, entendo a necessidade de distinguir as formas em si da consequente possibilidade de encontros e desencontros. Qualquer ação sobre o agente afeta o sujeito e vice-versa. Essa afirmação parece óbvia, mas a falta da percepção de que a ocorrência em um é indissociada da ocorrência no outro carrega o indivíduo para confusões e tropeços que, talvez, possam ser regulados e ajustados por meio da percepção e do contorno de si mesmo.

Tanto o agente como o sujeito em si passam por transformações constantes ao longo da vida que, impermanentes, alteram e deslocam pessoas, corpos, pensamentos, grupos. Perceber essas transformações permite-nos acompanhar o processo – não para nos antecipar aos acontecimentos, mas para reconhecer as transformações por que passamos a fim de que possamos escolher a melhor forma de manejar-nos no presente.

A seguir, proponho recortes para destacar aspectos existenciais, práticos e teóricos de reflexões constantes que nortearam a sistematização do Método Corpo Intenção e permeiam a Terapia Alfacorporal.

Quero instigar você, leitor, a retornar ao "quebra-cabeça" que, possivelmente, deixará espaço para seu deslocamento diante da vida, do trabalho e dos estudos. Destaco a distinção entre agente e sujeito como o aspecto norteador para a aplicação do Método Corpo Intenção; o *movimento tátil* e a *sequência intencional* como instrumentos da Técnica de Alfabetização Corporal; e a *espera ativa* como o recurso que acomoda o tempo e o espaço no ambiente terapêutico.

Movimento tátil e sequência intencional

O desenvolvimento do *movimento tátil* e da *sequência intencional*, na Terapia Alfacorporal, desafia o sujeito-agente-sujeito a se deslocar, a sair do habitual, a se surpreender, propiciando descobertas e transformações. O *movimento tátil* e a *sequência intencional*, somados ao vínculo definido entre cuidador e cuidado, promovem o espaço e o tempo necessários para o sujeito-agente em formação. Além disso, despertam o sujeito e ativam o agente em si. O sujeito-agente, despertado, será acompanhado de um ambiente terapêutico que tenta garantir que ele possa ter lugar, se manifestar e se exercer, gerando mais aprendizado.

O *movimento tátil* se apoia no conhecimento de um corpo herdado, em seus reflexos e motilidades, para conhecer e se relacionar com o corpo conquistado, o corpo verticalizado. Este, durante o *movimento tátil*, segue repassando os trajetos do corpo herdado e pode localizar caminhos interrompidos pela pressa, pelos excessos, pelas faltas. Ao experimentar as ações involuntárias acionadas pelas ações voluntárias direcionadas pelo *movimento tátil*, o sujeito se reconecta com um corpo vivo e pode, ou não, se reconectar com a vida em si. Ele percebe o próprio funcionamento herdado e, talvez, confie em respostas involuntárias do agente em si. Este, por sua vez e simultaneamente, tem a chance de manejar os acontecimentos a seu favor. Será, no entanto, necessário que o sujeito-agente-sujeito seja capaz de conviver com a impermanência das ações humanas nesse aprendizado de si; sem isso, interromperá o próprio aprendizado e a chance de manejar esses processos vivos.

O *movimento tátil* vai surgindo por meio de experiências próprias de um corpo inquieto que sente, vibra, explora e experimenta. Esse caminho, somado aos estudos, conduz-me à motilidade intrauterina e ao movimento fundamental apresentados pelo Método Coordenação Motora, aos desequilíbrios-equilíbrios-desequilíbrios de um corpo vertical apresentados pelo Método GDS, à sanfona e à lentificação dos cinco passos apresentados pelo Método Somático-Emocional, à realidade resiliente dos pés – fusão, apoio, pressão, resistência – e à transmissão em linhas de força no contato com a Força Dinâmica. Certamente, outras experiências acompanhadas dos estudos e práticas de outros autores contribuíram para o desenvolvimento do que chamei de *movimento tátil*.

O *movimento tátil* promove o encontro de si com um corpo vivo e, a seguir, a acomodação desse corpo dentro das expressões herdadas estabelece conexões com o passado, com a história do organismo. Esta intensifica a presença desse mesmo corpo que, então sensível, percebe o fluxo excitatório pedindo passagem, produzindo um futuro, possibilitando a criatividade.

As sequências intencionais foram geradas, de início, copiando partes de exercícios propostos pela Ginástica Holística que permitiam a criação de passagens entre essas partes. Naquele momento, eu percebia a prática e já sentia a falta das passagens, dos entres, do pulso. Sem dúvida, a Ginástica Holística favorece a instalação de um ambiente corporal estável, tranquilo e sensível, mas, na minha inquietude, sentia falta de continuidade. Além disso, percebia que não me cabia na prática em dias mais agitados ou sonolentos, não me acomodava diante das variações de excitação em mim. Ao mesmo tempo, dançava, e nesse ambiente já não cabia um corpo mais lento, com tempo para perceber as conexões entre o herdado e o conquistado.

Participei de aulas práticas e teóricas de Ivaldo Bertazzo, importante figura na disseminação dos métodos Coordenação Motora e GDS. Suas aulas são carregadas de ações que acionam o corpo vivo vertical, gerando respostas de reequilibração que acordam o agente em si. Porém, eu sentia que havia pouco espaço para o sujeito. Naquele momento, reconheço que a proposta de tratamento baseada na lemniscata, sugerida pelo Método GDS, aproximava-se do que eu pretendia: agitava um corpo físico e comportamental, promovendo trânsito.

Eu estava orientada para as passagens que um corpo sofre, seja de modo voluntário ou involuntário, consciente ou inconsciente, determinado ou aleatório. Essa condição humana, ou seja, as passagens que um corpo sofre, movia-me, e fui desenvolvendo sequências com base nas influências que citei anteriormente.

Ao aplicá-las nos ambientes terapêuticos formados por mim, pelo paciente e pelas primeiras demandas, surgiram novas passagens diante das sequências propostas, e fui aprendendo a ter mais alcance. Passei, então, a desenvolver sequências com temas/intenções a fim de gerar ambientes para o sujeito e não só para o agente em si. Percebi que, para alguns indivíduos, a provocação disparada pelas sequências gerava alegria e para outros, irritação, entre outros sentimentos. Durante a aplicação das sequências intencionais sempre emergiam o corpo comportamental e o emocional. Naquele momento, deparei com outra passagem: a ativação do corpo comportamental que se funde ao corpo emocional. O encontro com a terapia formativa e o Método Somático-Emocional organizou-me naquela fase. Na sequência, encarei mais uma passagem, a singularidade da experiência diante de um ser singular. Cada ação minha na direção do que chamo aqui de passagem disparou ações novas e involuntárias que segui, diferenciei e defini, em um fluxo ora interrompido, ora liberado, nem sempre feliz, nem sempre triste.

A *sequência intencional* instala um campo físico, comportamental, emocional e cognitivo no qual o agente-sujeito se agita, se experimenta e se acompanha, além de ser acompanhado. Nesse campo instalado, o sujeito-agente pode identificar os pontos cegos acerca das ações que está experimentando. Localizá-los ajuda a encaminhar o sujeito-agente para os limites do corpo, para as ações repetitivas disfuncionais, para as ações involuntárias disparadas pelas ações voluntárias, para o fluxo de emoções interrompidas, para outras possibilidades.

Potência e fluxo

Tanto o *movimento tátil* como a *sequência intencional* têm o potencial de desenvolver o uso de si, liberando passagem para o fluxo da vida, e, dessa forma, permitir ao sujeito-agente-sujeito aprender e amadurecer. O *movimento tátil* desperta o sujeito-agente e sensibiliza um corpo verticalizado, orientando-o para os acontecimentos internos. A *sequência intencional* ativa o agente-sujeito na direção dos acontecimentos externos. Desse modo, a partir de uma ação que intensifica a presença do mundo interno e de outra ação que localiza o mundo externo, o sujeito-agente transita entre os ambientes internos e externos a si. As duas práticas corporais auxiliam a presença de si nos ambientes dos acontecimentos, favorecendo aprendizados.

A prática do *movimento tátil* devolve a capacidade do sujeito de perceber as relações entre as próprias partes, valorizar sua singularidade, praticar presença; tem esse potencial, mas pode não alcançar o sujeito diante do medo da dor; requer continuidade diante da impermanência das ações humanas.

A *sequência intencional* agita o agente, estabelecendo um trânsito entre superfície e profundidade, dentro e fora, entre corpo físico, comportamental e emocional. Esses exercícios físicos propõem um campo de ações sobre si e sobre o meio externo, relacionando as ações com os comportamentos e com as emoções que emergem. Por isso, a prática necessita de repetição para estruturar um agente ágil e resiliente e, ao mesmo tempo, capacitar o sujeito para a presença de si ao longo dos acontecimentos.

Durante a aplicação do *movimento tátil* e da *sequência intencional*, instalo um território de percepções e ações e sigo acompanhando o paciente nesses ambientes. Proponho ações e, com base nelas, a terapia segue um fluxo que não controlo exatamente. As percepções e ações são únicas, curiosas, emocionantes, significativas e orientadoras. Perante os encontros proporcionados pela ação provocativa, cada um vai estabelecer o seu caminho. Compartilhar o caminho tem o potencial de promover novos encontros, de organizar um sentido.

O grande desafio na aplicação do *movimento tátil* e da *sequência intencional* tem sido a possibilidade de manter um "lugar" para o que emerge das experimentações. A atividade física, assim proposta, é acompanhada de uma angústia gerada pelo processo em marcha que não se pode conter, processo que ainda não tem nome, o estranho em si, de direção incerta. A possibilidade de manter um "lugar" passa pelo processamento, pelo acompanhamento, pelo compartilhamento da experimentação. Ela precisa do trânsito entre introjeção e projeção da experimentação que acontece entre terapeuta e paciente, entre terapeuta e grupo, se e quando é possível encaminhar o sujeito da ação para o retorno a si por meio do silêncio e/ou para a manifestação de si por intermédio de palavras.

O processamento do acontecimento libera o fluxo de vida que, apesar do caminho incerto, tem grande potência para encaminhar o sujeito-agente, em tratamento, à maturidade.

Ao deparar com a experiência concreta de viver uma situação que não é compreensível, às vezes o sujeito se abstém de processá-la, utilizando meios parecidos ao ato de processar, o silêncio e as palavras. O primeiro é caracterizado pela ausência de si no distanciamento dos pensamentos; as segundas são acompanhadas de um falatório no distanciamento da experimentação de si. Esses aspectos relacionados ao processamento, ou não, da experiência podem ser reconhecidos e verificados pelo terapeuta que se mantém presente no acontecimento, conhece as expressões e a linguagem de um corpo, permanece curioso, inclui seus "nãos saberes" na terapia, arrisca-se nas próprias ações com certo cálculo e, assim como o paciente, aceita e acolhe a impermanência das ações humanas.

Espera ativa

Nos processos acompanhados, percebe-se que o desenvolvimento humano é preenchido de conflitos: entre o terapeuta e o paciente, entre o paciente e seu "outro quem", entre tecidos musculares e viscerais, entre camadas emocionais e comportamentais; enfim, são várias e extensas as possibilidades de conflitos em um ambiente no qual a diferença é uma constante.

Do ponto de vista musculoesquelético, por exemplo, uma dor no joelho pode exigir como tratamento a imobilidade, mas o arranjo neuromotor pede ajustes constantes por meio de linhas de forças; demanda, portanto, movimento, garantindo um equilíbrio vivo.

Do ponto de vista emocional, algumas memórias e imagens poderiam ser esquecidas, mas, ao gerar intimidade dos tecidos corporais perante as ações e a produção de excitação, elas aparecem, surpreendendo o sujeito com uma avalanche de sentimentos inominados.

Do ponto de vista médico, determinadas práticas são corretas e outras, incorretas, mas o agente e o sujeito em si têm realidades próprias. A falta de capacidade de se perceber distancia o sujeito-agente das respostas vivas diante dos acontecimentos. Somente por meio do diálogo em camadas pode-se identificar o melhor possível para o momento, desenvolvendo a capacidade de ser contemporâneo ao acontecimento atual. Essa é uma tarefa complexa, composta de forma e imagem tridimensionais, com várias orientações e seus sentidos, com diversas relações e suas percepções, com ações e não ações.

Já que a presença dos conflitos é certa, ao percebê-los, antevemos a possibilidade de manejá-los. Nesse momento, o diálogo favorece o surgimento da forma possível para a acomodação do conflito. Ou seja: para promover o diálogo é preciso, antes, perceber o conflito – caso contrário, não se estabelece um dilema. O conflito que, na possibilidade de diálogo, propõe um lugar possível para a diferença, mas ainda assim é conflito. Aquele que reconhece na diferença um jogo de forças que pode ampliar a captação do simultâneo.

O que será que o outro vê e eu não enxergo? Essa pergunta se mostra diferente das certezas e das verdades totais nas quais alguém está certo e o outro, necessariamente errado. Nesse modo de pensar/agir, o conflito vira guerra, ou um domina e o outro se submete. Esse arranjo pode seguir, desajeitado, se está localizado, sobretudo, no mundo externo; porém, quando o conflito enfraquece a própria pessoa, que não reconhece seus dilemas internos, ela será acompanhada de desarranjos físicos, comportamentais, emocionais e cognitivos que podem interromper o fluxo da vida em si.

Durante a Terapia Alfacorporal, o sujeito e o agente em si contornam conflitos próprios. As emoções que emergem do acontecimento serão acompanhadas pelo terapeuta corporal, pelo professor, pelo fisioterapeuta, pelo psicólogo – enfim, cada um à sua maneira e com suas competências pode ajudar na construção de um ambiente de aprendizados.

Podemos, todos, seguir estudando e praticando, mas sempre vamos perceber a realidade em recortes; portanto, sempre faltará um pedaço. Esse saber, a certeza do *não sei* coloca-me diante da *espera ativa* – que, com curiosidade ou estranhamento, pede desaceleração/lentificação dos meus atos e, se necessário, leva-me a pedir ajuda a um professor em determinado assunto.

Quero sublinhar que é sempre o acompanhante da ação em curso que maneja o acontecimento. Quero dizer que o presente se faz com os presentes, com aqueles que estão no acontecimento, munidos de suas capacidades e incapacidades. A *espera ativa*, portanto, implica desativar respostas prontas diante do reconhecimento de uma possibilidade/intenção, acomodar os aspectos estranhos em si e a si mesmo e contornar as capacidades/incapacidades próprias. A *espera ativa* intensifica a presença de si e talvez seja acompanhada de desconforto. Esses elementos constituintes da *espera ativa* podem estar na base do acompanhamento do outro, mas também acompanham os processos próprios.

Para entrar em contato com sinais importantes vindos do paciente, tenho a escuta e o olhar cuidadoso de parar diante de características corporais que indicam o peso e a dor da experiência que se está vivendo e, assim, podemos regular, juntos, a quantidade do vivido. Por outro lado, entendo que, assim como a pessoa chegou até mim, terá sempre a possibilidade de partir e buscar o que procura em outro lugar, sendo isso saudável.

Essa capacidade humana de escolher e agir na direção do escolhido remete-me a uma conversa com um professor em potencial. Às voltas com a finalização deste livro e, simultaneamente, interessada em plantar ipês coloridos em uma fazenda, encontrei-me com um homem simples da terra. Diante da minha total ignorância no plantio de árvores, cá estou precisando de um novo professor. Este não é formado em agronomia e logo me avisa; diz que, na dúvida sobre o que fazer, pode consultar colegas agrônomos para contornar alguma dificuldade. Durante a "aula", ensina-se a fazer uma "cova", a adubar a terra e o tempo de espera ideal para o plantio da árvore. Depois de usar repetidas vezes a palavra "cova", corrige-se e altera-a para "berço", aludindo ao potencial de nascimento e não de morte da árvore. Ele afirma que são duas formas parecidas, a cova e o berço, mas não servem para a mesma coisa. Encanto-me com a afirmação e esse encontro segue ressoando no meu pensamento, na minha imaginação.

Correndo, outro dia, voltam as palavras do meu mais novo professor. Nesse instante, suas palavras se desdobram nas minhas e sigo para o "berço", para sua forma, seu ocupante e a potência da vida em si. Vou, então, para a "cova", sua forma, seu ocupante e a interrupção no fluxo da vida em si. Continuo pensando sobre o percurso do nascimento à morte e as relações do corpo do bebê e do corpo do adulto, do corpo enrolado e do corpo estendido. Essas formas corporais, do enrolado ao estendido, do largo ao estreito, indicando caminhos que seguimos e podemos acompanhar, permeiam todo o livro.

Apresentei aqui um método que faz a interlocução entre vários autores e diversas áreas, na tentativa de acomodar a simultaneidade de uma vida vivida, orientando os textos para a conexão entre herança e conquista.

Por fim, Lourival Holanda, professor e filósofo participante da mesa de debates sobre Graciliano Ramos em evento ocorrido em Paraty (RJ), na Flip de 2013, entre tantas considerações, chamou-me a atenção quando afirmou que os intelectuais e os cientistas mais velhos fizeram o marcante trabalho de separar e verticalizar os saberes, devendo os jovens de hoje fazer as conexões entre essas partes. Naquele momento, eu já estava às voltas com a escrita deste livro e senti-me convocada para a tarefa, senti-me fazendo parte de algo maior. Eu, de dentro da minha miudeza e perante uma tarefa de tal monta, sinto pertencer a algo muito grande. Esse pertencimento pode, ao mesmo tempo, mover-me e libertar-me. Não sou "Eu" especial fazendo algo especial, e, caso eu deixe de fazer, tudo se perde. Sou eu participando de algo grande com outras tantas pessoas; outras tantas pessoas produzindo um lugar maior e suas conexões, uma grande rede.

Este livro foi escrito a muitas mãos, mãos que escreveram de forma direta e indireta, mãos em forma de pés, de tronco, de ações, de emoções, de perguntas, de críticas. Sinto-me acompanhada e acompanhando.

Referências

Livros e artigos citados

Béziers, M.-M.; Piret, S. *A coordenação motora*. 3. ed. São Paulo: Summus, 1992.

Caeiro, A. "Eu nem sempre quero ser feliz". In: Pessoa, Fernando. *O guardador de rebanhos. Poemas de Alberto Caeiro*. (Nota explicativa e notas de João Gaspar Simões e Luís de Montalvor.) Lisboa: Ática, 1946, p. 45.

Calais-Germain, B. *Anatomia para o movimento*. v. 1. Barueri: Manole, 1991.

Chaui, M. *Convite à filosofia*. São Paulo: Ática, 2006.

Damasio, A. *E o cérebro criou o homem*. São Paulo: Companhia das Letras, 2011.

Denys-Struyf, G. *Cadeias musculares e articulares*. São Paulo: Summus, 1995.

Favre, R. "Apresentação da edição brasileira". In: Keleman, S. *Realidade somática*. São Paulo: Summus, 1994.

______. "Presença". Site do Laboratório do Processo Formativo, mar. 2012. Disponível em: <http://laboratoriodoprocessoformativo.com/2012/03/presenca/>. Acesso em: 8 jul. 2016.

______. "Um exercício extraído do acontecimento: pescando no aquário". Site do Laboratório do Processo Formativo, fev. 2014. Disponível em: <http://laboratoriodoprocessoformativo.com/2014/02/um-exercicio-extraido-do-acontecimento-pescando-no-aquario/>. Acesso em: 30 jun. 2016.

Houaiss, A. *Dicionário Houaiss da Língua Portuguesa*. Rio de Janeiro: Objetiva, 2001.

Keleman, S. *Anatomia emocional*. 5. ed. São Paulo: Summus, 1992.

______. *Realidade somática*. São Paulo: Summus, 1994.

______. *Amor e vínculos*. São Paulo: Summus, 1996.

Mayr, E. *O que é a evolução*. Rio de Janeiro: Rocco, 2009.

Merleau-Ponty, M. "Le langage indirect et les voix du silence" [A linguagem indireta e as vozes do silêncio]. In: *Signes*. Paris: Gallimard, 1960.

Rousseau, J.-J. *Emílio, ou Da educação*. 4. ed. São Paulo: Martins Fontes, 2014.

Semiatzh, M.; Blass, A. *Força dinâmica – Postura em movimento*. São Paulo: Summus, 2014.

Gullar, F. "O acaso e o jogo". *Folha de S.Paulo*, São Paulo, 10 mar. 2013.

Leitura complementar

Abbagnano, N. *Dicionário de filosofia*. São Paulo: Martins Fontes, 2012.

Almeida, A. M. R.; El-Hani, C. N. "Darwinismo neural: uma extensão metafórica da teoria da seleção natural". *Episteme*, v. 11, n. 24, Porto Alegre, jul.-dez. 2006, p. 335-56. Disponível em: <https://www.academia.edu/3025350/DARWINISMO_NEURAL_UMA_EXTENS%-C3%83O_METAF%C3%93RICA_DA_TEORIA_DA_SELE%C3%87%C3%83O_NATU-RAL>. Acesso em: 25 jul. 2016.

Béjar, V. R. "Contribuições psicanalíticas ao fenômeno doloroso". Texto utilizado nos seminários abertos do Centro de Atendimento Psicanalítico. São Paulo: SBPSP, 2011.

Bertazzo, I. *Corpo vivo – Reeducação do movimento*. São Paulo: Sesc-SP, 2010.

Bertazzo, I.; Bogéa, I. *Espaço e corpo*. São Paulo: Sesc-SP, 2004.

Béziers, M. M.; Hunsinger, E. *O bebê e a coordenação motora*. São Paulo: Summus, 1994.

Bienfait, M. *Fisiologia da terapia manual*. São Paulo: Summus, 1989.

Campignion, P. *Respir-ações: cadeias musculares e articulares*. São Paulo: Summus, 1998.

______. *Aspectos biomecânicos: cadeias musculares e articulares*. São Paulo: Summus, 2003.

Castro, E. F. J. "Uma visão geral sobre a teoria do darwinismo neural". s/d. Disponível em: <http://www.dca.fee.unicamp.br/~gudwin/courses/IA889/2011/IA889-16.pdf>. Acesso em: 25 jul. 2016.

Cohen, B. B. "Dinâmicas da percepção". Texto utilizado no workshop sobre Body-Mind Centering (BMC). São Paulo: Sesc Vila Mariana, 2013.

______. "O desenvolvimento da percepção". Texto usado em aula sobre BMC. São Paulo: Sesc Vila Mariana, 2014.

Cortella, M. S. *Não nascemos prontos!* Petrópolis: Vozes, 2006.

Ehrenfried, L. *Da educação do corpo ao equilíbrio do espírito*. São Paulo: Summus, 1991.

Estrada, A. A. "Os fundamentos da teoria da complexidade em Edgar Morin". *Akrópolis – Revista de Ciências Humanas da Unipar*, v. 17, n. 2, Umuarama, abr.-jun. 2009, p. 85-90. Visita feita em: 4 maio 2013. Disponível em: <http://revistas.unipar.br/?journal=akropolis&page=article&op=view&path%5B%5D=2812&path%5B%5D=2092>. Acesso em: 25 jul. 2016.

Farah, R. M. *Integração psicofísica*. São Paulo: Companhia Ilimitada, 1995.

Favre, R. "Mar de palavras". Site do Laboratório do Processo Formativo, set. 2012. Disponível em: <http://laboratoriodoprocessoformativo.com/2012/09/mar-de-palavras/>. Acesso em: 25 jul. 2016.

______. "Dez diálogos encarnados". Site do Laboratório do Processo Formativo, out. 2012. Disponível em: <http://laboratoriodoprocessoformativo.com/2012/10/dez-dialogos-encarnados/>. Acesso em: 25 jul. 2016.

______. "Mar de comportamentos: silenciar". Site do Laboratório do Processo Formativo, nov. 2013. Disponível em: <http://laboratoriodoprocessoformativo.com/2013/03/mar-de-comportamentos-silenciar/>. Acesso em: 25 jul. 2016.

Favre, R.; Cardoso, S. "Uma dramaturgia do conhecimento: na imensa muvuca universal, formando nosso pequeno mundo". Site do Laboratório do Processo Formativo, fev. 2014. Disponível em: <http://laboratoriodoprocessoformativo.com/2014/02/uma-dramaturgia-do-conhecimentona-imensa-muvuca-universalformando-nosso-pequeno-mundo/>. Acesso em: 25 jul. 2016.

Favre, R.; Sawaya, R. “Regina e Rogério: fragmentos de uma conversa de 15 anos”. Site do Laboratório do Processo Formativo, mar. 2008. Disponível em: <http://laboratoriodoprocessoformativo.com/2008/03/regina-e-rogerio-fragmentos-de-uma-conversa-de-15-anos/>. Acesso em: 25 jul. 2016.

Feldenkrais, M. *Consciência pelo movimento*. São Paulo: Summus, 1977.

Fonseca, E. A. *Corpo de sonho – Arte e psicanálise*. São Paulo: Annablume, 1998.

Gormley, A. *Corpos presentes*. Livro que acompanha exposição promovida pelo Centro Cultural Banco do Brasil, São Paulo, 2012.

Gray, J. *Cachorros de palha: reflexões sobre humanos e animais*. Rio de Janeiro: Record, 2005.

Huang, A. C. *Expansão e recolhimento*. São Paulo: Summus, 1973.

Houareau, M. J. *Ginásticas suaves ou antiginástica*. São Paulo: Verbo, 1979.

Keleman, S. *Padrões de distresse*. São Paulo: Summus, 1992.

______. *Realidade somática*. São Paulo: Summus, 1994.

______. *Corporificando a experiência*. São Paulo: Summus, 1995.

______. *O corpo diz sua mente*. São Paulo: Summus, 1996.

______. *Viver o seu morrer*. São Paulo: Summus, 1997.

______. *Mito e corpo*. São Paulo: Summus, 2001.

Lefevre, F.; Lefevre, A. M. C. *O corpo e seus senhores*. Rio de Janeiro: Vieira e Lent, 2009.

Liberman, F. *Delicadas coreografias*. São Paulo: Summus, 2008.

Lowen, A. *O corpo em terapia*. São Paulo: Summus, 1977.

______. *O corpo traído*. São Paulo: Summus, 1979.

Lowen, A.; Lowen, L. *Exercícios de bioenergética*. São Paulo: Ágora, 1985.

Montagu, A. *Tocar*. São Paulo: Summus, 1988.

Muraro, R. *Textos da fogueira*. Brasília: Letraviva, 2000.

Novaes, A. (org.). *Mutações: o futuro não é mais o que era*. São Paulo: Sesc-SP, 2013.

______. *A condição humana: as aventuras do homem em tempos de mutações*. Rio de Janeiro: Agir; São Paulo: Sesc-SP, 2009.

Oyesen, G. *Entre psiquê e soma*. São Paulo: Summus, 1986.

Penna, L. *Dance e recrie o mundo*. São Paulo: Summus, 1993.

Pereira, C. A. M. *O que é contracultura*. São Paulo: Brasiliense, 1984.

Reich, W. *A função do orgasmo*. São Paulo: Brasiliense, 1975.

Said, E. W. *O Oriente como invenção do Ocidente*. São Paulo: Companhia de Bolso, 2007.

Santos, A. *Diagnóstico clínico postural*. São Paulo: Summus, 2001.

Taille, Y. L.; Oliveira, M. K.; Dantas, H. *Piaget, Vygotsky, Wallon: teorias psicogenéticas em discussão*. São Paulo: Summus, 1992.

Valentin, B. *Autobiografia de um bípede: cadeias musculares e articulares*. Florianópolis: Insular, 2009.

Vishnivetz, B. *Eutonia*. São Paulo: Summus, 1995.

Winnicott, D. W. *Tudo começa em casa*. São Paulo: Martins Fontes, 1999.

______. *O brincar e a realidade*. Rio de Janeiro: Imago, 1975.

Agradecimentos

Primeiramente, agradeço à vida e, sobretudo, a meus pais – por preservarem, no começo da minha jornada, esta vida em mim.

Agradeço à minha família atual, que me fez amadurecer e prosseguir na direção dos desafios.

Agradeço a Regina Favre, cuja presença marcante nos últimos anos da minha vida profissional contribuiu no reconhecimento e na diferenciação das palavras vivas que acompanham uma experiência. Suas contribuições foram fundamentais para a sistematização do Método Corpo Intenção.

Agradeço a Sandra Taiar, minha terapeuta e supervisora – profissional competente que leu grande parte dos meus textos, ajudando-me com comentários e questionamentos. Sua contribuição foi decisiva em questões teóricas.

Agradeço a Ana Lúcia Tinoco Cabral, revisora e comentadora dos meus textos, além de minha aluna e paciente, que muito me ajudou com correções, comentários, informações e, sobretudo, com sua presença tranquila e apaziguadora.

Agradeço a Paula Maria Rangel, psicóloga e colega de estudos que me surpreendeu com seus comentários, questionamentos e sua curiosidade – contribuição refinada nos acertos finais.

Agradeço a você, conhecido e desconhecido, pessoas com as quais quero me comunicar e que, com este livro, conhecerão uma parte de mim.

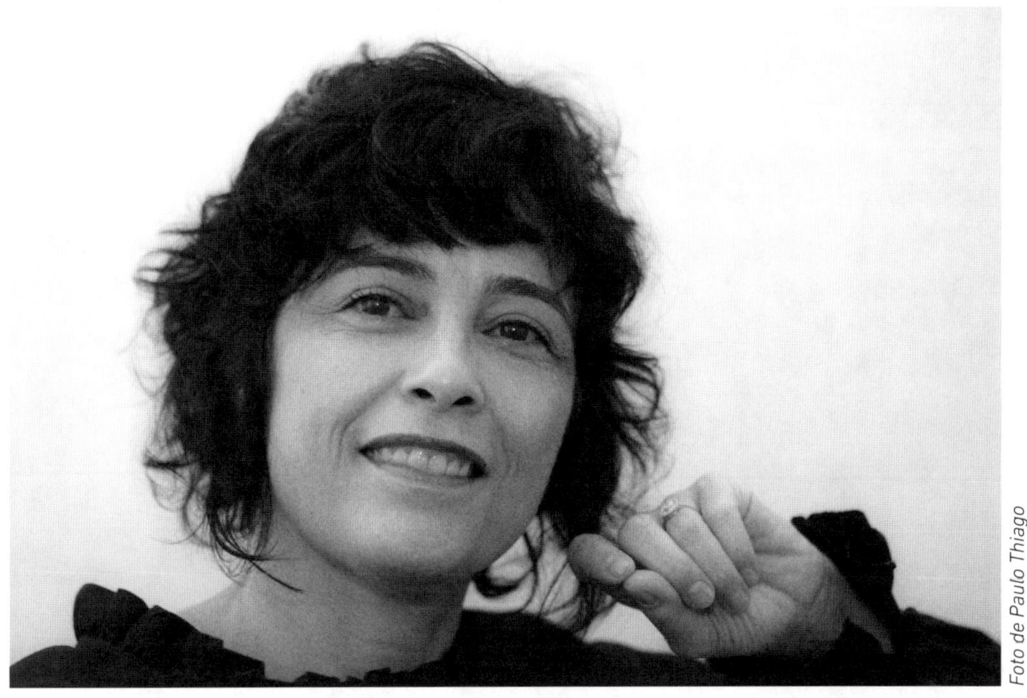

Foto de Paulo Thiago

Formada em Fisioterapia há mais de 30 anos, **Denise de Castro** vem se dedicando ao estudo de várias técnicas e autores, ampliando seu repertório para atender pacientes e alunos. Entre as abordagens que compõem sua formação estão Ginástica Holística, Terapia Manual, GDS, Força Dinâmica, Anatomia Emocional, Coordenação Motora, Kabat, Projeto Convergências, dança e estudos de psicanálise e transtornos psicossomáticos, além do psicodrama. Em comum, o corpo – o seu e de todos os que estudou, tocou, olhou e nos quais interferiu.

Denise coordena a instituição de ensino Corpo Intenção, orienta grupos de estudo, promove atividades coletivas para profissionais de diversas áreas do conhecimento e orienta colegas em grupos de supervisão. Atende em sessões individuais, familiares e grupais, esteja o paciente tentando interromper uma dor que não cessa, esteja ele buscando o desenvolvimento integral contínuo.

www.gruposummus.com.br